Dimagrire con l'Ipnosi

Ferma la fame nervosa e perdi peso in modo semplice, rapido e salutare con l'Auto-Ipnosi e la Meditazione.

Carla Parodi

Prefazione

La perdita di peso è un argomento su cui molti cercano informazioni, oggi più che mai. Con tutti i referti medici che indicano come il sovrappeso può accorciarti la vita, insieme alle tante immagini spesso sconvolgenti che vengono fatte vedere, capiamo come la perdita di peso è una questione che riguarda sia la mente che il corpo. Una strada che molte persone cercano è come perdere peso con l'ipnosi, come se potesse essere una soluzione intelligente ai loro problemi di peso.

Anche quando l'ipnosi non era ancora considerata una soluzione praticabile, il fatto di voler perdere peso era un problema molto sentito. Ben presto, sia dilettanti che professionisti, hanno iniziato ad utilizzare proprio l'ipnosi per aiutare le persone che volevano veramente perdere peso, senza dover fare delle diete drastiche che portavano a grossi sacrifici, con risultati interessanti inizialmente, ma che poi facevano riprendere tutti i chili persi e spesso di più, in meno che non si dica. Oggi la strada dell'ipnosi al servizio di chi ha problemi di peso, è già stata battuta, con ottimi risultati.

Ci sono molte persone che attestano che l'ipnosi utilizzata per la perdita di peso ha funzionato su di loro. Alcune delle comunità di psicologi che praticano l'ipnosi confermeranno i molti risultati positivi e sono diventati famosi per aver consigliato questa tecnica ai loro pazienti.

Tieni a mente che quando si vuole perdere peso, non c'è un rimedio immediato, non esiste una pozione magica. L'ipnosi applicata alla perdita di peso può sicuramente aiutarti nei tuoi sforzi per eliminare il peso in modo naturale e veloce, se applicata bene, ed è perciò saggio consultare anche il medico. La giusta mentalità, una dieta sana e un po' di esercizio fisico dovrebbero essere la regola di base per tornare al giusto peso corporeo e mantenerlo nel tempo.

Oggi ci sono molte possibilità, anche su internet e youtube per trovare tecniche di ipnosi per la perdita di peso. Cerca, informati e non ti fermare alla lettura di questo libro che non pretendo possa, da solo, sistemare immediatamente la tua situazione fisica, ma sarà un ottimo punto di partenza e ti darà degli ottimi consigli, sia che tu stia cercando una soluzione fai da te (mi raccomando, sempre supervisionati da un medico), sia che tu voglia arrivare ad un trattamento professionale tramite l'ipnosi o altri sistemi di meditazione per la perdita di peso. Ricorda che non hai mai una sola scelta.

In questo libro troverai una serie di modi per cercare di perdere peso con l'aiuto dell'ipnosi che sono sicuro ti saranno estremamente utili.

Con maggiori informazioni a tua disposizione riguardo la perdita di peso tramite l'ipnosi e la meditazione, sarai in grado di prendere decisioni più consapevoli su ciò che ti può aiutare ad arrivare al tuo obiettivo di peso desiderato in modo semplice e sano.

Questo è l'obiettivo che mi sono data.

Buona lettura.

Carla Parodi.

Indice

INTRODUZIONE 7

PERDITA DI PESO ATTRAVERSO L'IPNOSI E ALTRE TECNICHE.. 9

Meditazione Guidata - Come Funziona.................... 11

Cosa rende diversa la meditazione guidata? 12

MEDITAZIONE PER LA PERDITA DI PESO 15

In che modo la meditazione può aiutare a perdere peso? 15

Di che cosa essere consapevoli? 16

BENEFICI DELLA MEDITAZIONE PER LA PERDITA DI PESO 19

PERDERE PESO ATTRAVERSO L'IPNOSI 21

PERDITA DI PESO CAMBIANDO ABITUDINI 24

L'ipnosi Funziona? 25

LOTTA CON TE STESSO PER PERDERE PESO 28

L'ipnosi ha dimostrato scientificamente di funzionare per la perdita di peso! 29

Perché L'ipnosi Aiuta Davvero 32

MANTENERE LA PERDITA DI PESO IN MODO RISOLUTIVO.. 37

SUGGERIMENTI SUPER SEMPLICI PER PERDERE PESO 40

Il Collegamento Con Il Cortisolo 41

Perdere Peso E Mantenerlo 45

Suggerimenti da considerare prima di iniziare un piano dietetico 49

IL MIGLIOR MODO POSSIBILE PER PERDERE PESO .. 51

FORMAZIONE SULL'IPNOSI 55

Auto Ipnosi 57

Il Lato Pericoloso Dell'ipnosi 60

Modi Efficaci Per Perdere Peso 61

OTTIMI CONSIGLI PER ELIMINARE LE TUE VOGLIE ALIMENTARI 64

VANTAGGI NEL PERDERE PESO 69

LINGUAGGIO IPNOTICO 74

GUIDA ALL'IPNOSI 76

Posso essere ipnotizzato? 76

Che cos'è una trance ipnotica? 77

Sarò costretto a fare cose contro la mia volontà? 78

Quali sono i benefici dell'ipnosi? 78

MODELLI DI LINGUAGGIO IPNOTICO 80

Come dare i comandi impliciti in modo efficace. 83

VANTAGGI DEL MANGIARE SANO E DISINTOSSICAZIONE 87

Vantaggi del mangiare sano 88

MANGIARE SANO VS MANGIARE MENO E IN MODO NON SANO 91

COME MANGIARE SANO E IN MODO ECONOMICO . 94

GUIDA GRATUITA PER MANGIARE SANO 98

BRUCIARE I GRASSI IMPARANDO A MANGIARE SANO 100

GESTIRE UN MANGIARE SANO CON UN BUDGET 102

Come Far Mangiare Facilmente I Tuoi Figli In Modo Sano . 104

Consigli Per Mangiare In Modo Sano In Vacanza 105

Buone abitudini alimentari, essere flessibili! 107

SEI QUELLO CHE MANGI 108

CONCLUSIONE 110

INTRODUZIONE

Sembra che non ci sarà mai un calo di richieste di strategie per perdere peso. Dopo pillole miracolose, diete liquide persistenti e lettura completa di libri, molte persone si rivolgeranno ad un aiuto per la perdita di peso in modo sano. Anche se la perdita di peso in modo sano richiede più determinazione rispetto alle diete che vanno di moda, una volta padroneggiata può aiutarti a tenere il peso sotto controllo. Pensa all'unica cosa che ti impedisce di perdere peso. Pensa all'unica cosa che ti impedisce di attenerti a un sano programma motivazionale di perdita di peso. Qual è il miglior modo per ottenere forza di volontà se non con l'ipnosi?

Quindi, come funziona l'ipnosi? L'ipnosi parla alla tua mente subconscia e ha l'abilità di cambiare le tue cattive abitudini e il tuo comportamento. Molte persone con abitudini che creano dipendenza, come il fumo, hanno usato l'ipnosi sia per ottenere maggiore forza di volontà, sia come cura e rimedio. Le persone che provano a perdere peso usano l'ipnosi anche per ottenere una perdita di peso in modo sicuro. Un ipnotista può far sentire il cliente estremamente rilassato, facendo solitamente chiudere gli occhi e liberando la mente. Una volta che il cliente è rilassato, l'ipnotizzatore pronuncia al cliente le dichiarazioni per aiutarlo a cambiare il suo comportamento come ad esempio "La frutta ha un sapore delizioso e tu non hai sempre bisogno di mangiarne due di ogni cosa". Questo può sembrare ridicolo, ma la verità è che questo è ciò che tutti già sappiamo ma non siamo motivati a fare. L'ipnosi ha il potere di:

• Cambiare il comportamento
• Incoraggiare il pensiero positivo

• Alleviare lo stress
• Sviluppare una nuova immagine di sé
• Lavorare per una soluzione

Quando si parla di una sana perdita di peso, l' ipnosi può fermare o ridurre il desiderio ardente di cibo e incoraggiare la tua mente a ottenere un peso ideale e il tuo corpo a mangiare cibi sani. Questo fondamentalmente significa che hai preso il controllo sul cibo che mangi.

Prima dell'ipnosi, l'ipnotista di solito spiegherà al cliente perché si comporta in un certo modo. Molte persone sanno che amano il cibo spazzatura, ma non hanno idea del perché sia così difficile resistere. È dovuto alla noia? Alla fame? Al gusto irresistibile? Queste sono tutte le domande alle quali un ipnotizzatore può aiutarti a rispondere e poi lavorare con te verso una soluzione.

Per coloro che non possono permettersi un ipnotista, un'altra opzione è quella di riprodurre un MP3 audio in modo mirato soprattutto per la perdita di peso. Questi audio clip possono essere ascoltati per tutto il giorno per mantenerti motivato e concentrato. La tecnica è simile a quella di lasciare la TV o la radio accese tutta la notte mentre dormi. Il tuo subconscio è influenzato mentre dormi. È possibile sostituire la TV o la radio con qualcosa di positivo facendo partire un nastro.

PERDITA DI PESO ATTRAVERSO

L'IPNOSI E ALTRE TECNICHE

L'ipnosi è un potente mezzo nella tua conquista di perdita di peso per calmare la tua voce interna. Abbiamo tutti dei momenti in cui mangiamo troppo o facciamo spuntini con cibi sbagliati. Troppo spesso potresti quindi avere un attacco di autocritica e di dissenso. La "critica della voce interiore" inizia a parlare e il suo messaggio è estremamente dannoso per il tuo benessere emotivo e fisico. La voce ti spinge a considerarti un debole o un fallimento. Per alcuni, la voce interiore è meno severa, ma comunemente disapprova o condanna le tue azioni. Comunque tu la viva, il modo in cui rispondi a queste voci è di vitale importanza per i tuoi sforzi nel perdere peso.

Perché è così importante?

Questi pensieri negativi possono, e di solito fanno,   un sabotaggio ai tuoi sforzi per perdere peso. Se vuoi perdere peso, è assolutamente necessario superare questa auto-programmazione negativa. Quella voce interiore di critica può essere considerata come quella parte di te che ha il compito di difendere e soddisfare le credenze del tuo subconscio. Pensa alla tua mente inconscia come a una vasta biblioteca - il deposito di tutto ciò che hai visto, ascoltato, sentito e fatto esperienza. Contiene anche il modello di tutte le tue credenze e dei tuoi comportamenti riguardo a cosa ti meriti e in questo caso, a come rispondi al cibo.

La tua voce interna di critica agisce come un bibliotecario che decide e attua una politica basata su ciò che senti di meritare. Quella voce sta veramente cercando di proteggerti e guidarti, anche se non sa come raggiungere questi obiettivi in modo gentile. Vuole che tu sia forte di fronte alle sfide della vita. Pertanto, come un genitore prepotente, prova con forza a controllare i tuoi pensieri, le tue emozioni e le tue azioni. Ti tratta come un bambino, convinto che tu non sei in grado di affrontare lo stress, l'ansia, la solitudine, la tristezza ed altre emozioni.

Così ti fa mangiare, distraendoti dalle tue emozioni, scappando dai tuoi problemi con il cibo e le bevande. Vedi quanto è potente? Ti costringe a fare qualcosa contro la tua volontà e poi ti punisce per averlo fatto!

Vince la tua forza di volontà e ti rimprovera di essere debole.

Perché lo fa?

Vuole rimanere al controllo. Ti fa sentire di non essere in grado di farcela senza cibo o senza qualche altra forma di farmaco. Questa ciclo di fallimento ti impedisce di acquisire potere e di riprendere il controllo su ciò che mangi e bevi.

Qual è la soluzione?

L'ipnoterapia può essere una parte enorme della conclusione di questo ciclo di sabotaggio. È importante confrontarsi con la parte di te che ti impedisce di avere successo. L'ipnosi ti dà accesso alla mente subconscia, aprendo una porta in modo che tu possa ancorarti a nuove convinzioni e comportamenti positivi, iniziando il processo di riconquista del controllo della tua vita.

Ricordi l'analogia tra la mente subconscia e la biblioteca? Spesso i libri più popolari in una biblioteca si trovano in mostra in primo piano. Sono presenti, influenti o insignificanti. Ciò ti aiuta a posizionarti in primo piano nei tuoi pensieri personali, nelle bellezze e nei comportamenti che riflettono il tuo desiderio di salute.

Quanto più costanti e importante diventano quei pensieri, tanto prima inizi a mangiare cibi migliori nelle giuste porzioni, riduci gli snack (e scegli spuntini sani), bevi più acqua e fai più movimento. L'ipnoterapia crea davvero nel tuo subconscio, un alleato per la tua mente cosciente, stimolando la tua forza di volontà e l'abilità a resistere quindi a trasformare quella voce di critica interiore .

Meditazione Guidata - Come Funziona

La meditazione guidata (a volte può essere chiamata meditazione immaginata) è semplicemente "una meditazione con l'aiuto di una guida". È uno dei modi più semplici per entrare in uno stato di profondo rilassamento e di quiete interiore, ed è uno dei modi più potenti per eliminare lo stress e portare cambiamenti personali positivi.

Com' è?

Le meditazioni guidate sono di solito svolte con l'aiuto di un insegnante di meditazione, o ascoltando una registrazione.

La tua guida di meditazione ti chiederà di sederti comodamente, o in alcuni casi, potresti essere invitato a stenderti. Dopodiché, ascolta la tua guida mentre porta i tuoi pensieri ad una serie di visualizzazioni rilassanti. Mentre ti rilassi gradualmente e diventi sempre più immobile, lo stess svanisce e la tua mente diventa sempre più chiara.

Mentre sei in questo profondo stato di rilassamento il tuo subconscio è aperto a suggerimenti positivi e la tua guida userà questo tempo per portarti in un viaggio interiore che è destinato a migliorare uno o più aspetti della tua vita. Ad esempio, una meditazione guidata potrebbe essere adattata al potere personale e al pensiero positivo. Un'altra potrebbe concentrarsi sulla salute emozionale o sullo sviluppo spirituale. Potresti essere condotto in un viaggio guidato per scatenare il tuo pieno potenziale o potresti scegliere di andare in un viaggio guidato semplicemente per il puro piacere di fare un'esperienza di profondo rilassamento.

Come puoi vedere ora, una meditazione guidata può essere un'esperienza che non solo rilassa, ma che migliora il tuo senso di sé, che trasforma la tua prospettiva in una via positiva e che ti ispira a vivere la tua vita in pienezza.

È un'esperienza senza sforzo e molto divertente che si traduce in un profondo rilassamento, eliminazione dello stress e un alto apprezzamento della vita.

Alla fine della tua meditazione, la tua guida ti porterà gradualmente indietro, ad uno stato di coscienza normale lasciando una sensazione rinfrescata, ringiovanita e rilassata. Una mediazione guidata potrebbe essere breve quanto 5 minuti, o durare un'ora, dipende dalla tua preferenza personale. Nella maggior parte dei casi, è raccomandata una meditazione guidata di 20 minuti o più se si desidera fare esperienza di uno stato veramente profondo di rilassamento e massimizzare i benefici positivi.

Cosa rende diversa la meditazione guidata?

La maggior parte delle tecniche di meditazione tradizionale richiede che tu prenda il comando della tua consapevolezza concentrando la tua attenzione su un solo punto. Questo focus potrebbe essere la tua respirazione, potrebbe essere un'azione fisica, o più comunemente, potrebbe essere un mantra, un suono, una parola o una frase che ripeti a te stesso mentalmente.

Sebbene queste potenti tecniche di meditazione siano meravigliose per raggiungere la calma interiore e per migliorare la tua capacità di concentrazione, alcune persone le trovano difficile da padroneggiare.

Uno dei motivi principali per cui le meditazioni guidate sono un'alternativa popolare alle tecniche di meditazione tradizionale è perché non richiedono alcun addestramento o sforzo per ottenere benefici.. Anche se sei una persona che trova estremamente difficile lasciare andare i pensieri, anche se sei molto stressato o sovraccaricato da attività mentali,   tu raggiungerai velocemente la calma interiore e la pace della mente se sarai guidato adeguatamente a farlo.

Poiché questo tipo di meditazione è così facile, è molto utile per le persone che sono nuove alla meditazione. Tuttavia, le meditazioni guidate possono essere anche di grande aiuto per le persone che hanno molta esperienza con le meditazioni. I meditatori con esperienza useranno spesso le meditazioni immaginarie guidate per fare esperienza di una meditazione più profonda e vivida, per scavare più in profondità nella mente rispetto a ciò che normalmente sono in grado di fare o per mirare ad un aspetto specifico dello sviluppo personale a cui desiderano dedicarsi.

La meditazione guidata differisce dalla meditazione tradizionale anche nel modo in cui usa la musica e i suoni della natura per migliorare la tua esperienza di meditazione.

Le registrazioni di meditazioni immaginarie guidate di solito includono una musica di meditazione tranquilla che   aiuta a rilassarsi mentre sei guidato attraverso la meditazione. Pensa a quanta differenza può fare una buona colonna sonora per un film: le meditazioni guidate beneficiano della musica allo stesso modo. La musica aggiunge un'altra dimensione di espressione e di profondità al tuo viaggio di meditazione guidata mentre calma la tua mente.
Inoltre, non è raro che i CD e gli MP3 di meditazioni guidate includano i suoni della natura. Questi suoni sono molto rilassanti, e possono anche essere usati per migliorare la nitidezza della visualizzazione di cui fai esperienza durante la meditazione. Ad esempio, se vieni guidato a visualizzare te stesso in piedi su una spiaggia tranquilla, allora la tua esperienza di quella visualizzazione sarà più autentica se riuscirai effettivamente a sentire il suono delle onde dell'oceano.

In confronto alla meditazione tradizionale, nella quale il tuo

13

obiettivo è quello di raggiungere la quiete mentale attraverso esercizi di concentrazione, le meditazioni immaginative guidate fanno affidamento su un vivido quadro di visualizzazione, la musica e i suoni dell'ambiente per rilassarti, per affascinare la tua attenzione e immergerti in un viaggio interiore. Poiché questo viaggio interiore può essere adattato per raggiungere risultati specifici, la meditazione guidata potrebbe essere perfino più potente di quella tradizionale, quando arriva all'effettivo cambiamento personale nella tua vita.

MEDITAZIONE PER LA PERDITA DI

PESO

La meditazione per la perdita di peso - può davvero funzionare? Come tutti sappiamo la meditazione implica lo stare seduti o addirittura sdraiati. Non sembra una sorta di "esercizio" che ci aiuterà a perdere peso, vero?

In questo capitolo, discuterò di come funziona la meditazione per la perdita di peso e ti darò suggerimenti su come perdere peso attraverso una tecnica chiamata "meditazione consapevole".

In che modo la meditazione può aiutare a perdere peso?

Per quanto possa essere sorprendente, la meditazione per perdere peso - in particolare, "meditazione consapevole" - viene sempre più utilizzata da persone che desiderano controllare le voglie di cibo e gestire le abbuffate di cibo. La mediazione consapevole può anche essere utilizzata per controllare lo stress, impedendo in tal modo che quel "cibo confortante" rinforzi lo stress.

Man mano che diventiamo più consapevoli, diventiamo più attenti alle nostre voglie e possiamo imparare a porre attenzione alle emozioni che ci sono alla base, ad esempio siamo in grado di fare una scelta più consapevole prima di afferrare quella barretta di cioccolato tentatrice! Se ti eserciti a mangiare consapevolmente ogni giorno, poi sempre di più, inizierai a goderti di più il cibo. Sarai anche più in grado di riconoscere quando sei pieno - il che significa che inizierai naturalmente a consumare meno calorie.

È stato anche dimostrato che la pratica costante della meditazione consapevole abbassa il cortisolo, l'ormone dello stress. Questa è una novità eccellente perché alti livelli di cortisolo possono causare il diabete allo stadio iniziale e obesità, (che è correlata alla cardiopatia). Inoltre, il cortisolo inizia una escalation nel nostro cervello che può portare ad un maggiore appetito e incontrollabili voglie di cibo.

Di che cosa essere consapevoli?

Durante la meditazione consapevole il tuo obiettivo è di rimanere costantemente "consapevoli" o " coscienti". Quando i pensieri si insinuano nella tua mente, inizialmente puoi riconoscerli e in un secondo momento semplicemente "lasciali andare". Quando pratichi la meditazione consapevole per perdere peso, è inevitabile che emerga tanta "spazzatura" mentale e "disordine". Ciò comprende immagini negative del corpo e desideri di ricerca del cibo. La buona notizia è che più pratichi le tecniche di meditazione, più facile diventa mettere questi pensieri e le emozioni che li accompagnano nel tuo "bidone di riciclo mentale" velocemente e in modo diretto. In più, il mangiare consapevole - che è il processo del mangiare lentamente e in silenzio mentre ci si concentra sul cibo solo durante i pasti - può aiutarti a entrare in sintonia con i segnali naturali del tuo corpo e diventi più abile nello smettere di mangiare prima di essere pieno.

Meditazione per la perdita di peso - Suggerimenti per mangiare consapevole

1. Non fare più cose contemporaneamente

Gli esperti dicono che il nostro più grande nemico nel controllo del peso sia il fare più cose contemporaneamente. Pensaci... quando è stata l'ultima volta che hai pranzato in completa tranquillità e silenzio, senza sfogliare il telefono, digitando sul computer o chattando con i colleghi di lavoro? Quando pratichi la meditazione consapevole per la perdita di peso, è importante concentrarsi sul cibo e solo sul cibo. Perché? Uno studio recente pubblicato nella rivista "Psychological Science" ha scoperto che le persone che guardavano la tv durante la cena avevano maggiori probabilità di mangiare troppo perché trovavano il cibo insipido.

2. Non mangiare velocemente

A seguito di una indagine di un gruppo chiamato " Cibo consapevole", una persona media mangia tutto il cibo della giornata, ad esempio almeno tre pasti, in appena 23 minuti. Mangiare troppo velocemente è collegato all'aumento di peso, così come alle malattie dannose, tra cui il diabete di tipo 2. Prova a non mangiare come se fossi in una gara. Contempla e assapora ogni boccone di ogni pasto, assicurandoti di assaggiarlo davvero! Idealmente dovresti impiegarci almeno 20 minuti per ogni pasto.

3. Considera il tuo ambiente

Quando pratichi meditazione per perdere peso, evita luci intense e musica veloce perché può incoraggiarti a mangiare più velocemente e quindi a consumare più calorie. Dovresti anche mangiare in un piatto piccolo, per incoraggiare la tua mente ad essere soddisfatta con una piccola porzione. Considera di posare il coltello e la forchetta ad ogni boccone.

4. Prova 5 respiri

È molto importante impostare la scena prima di iniziare a mangiare. Fare cinque respiri profondi prima di un pasto rilassa il corpo e pulisce il palato emotivo. Puoi anche provarlo a metà pasto.

5. Fermati spesso e concentrati

Quando pratichi la meditazione per perdere peso, devi solo concentrarti sul cibo che stai mangiando per la durata del pasto. Il monaco e autore buddista Thich Nhat Hanh descrive il consumo consapevole di un mandarino nel suo libro "Pratiche di consapevolezza". Prima di afferrare lo spiccio successivo egli dice che occorre fermarsi e concentrarsi sul pezzo che hai in bocca, veramente piacevole e saporito. Quando mangi una mela, lui ti consiglia di smettere di sorriderle e apprezzarla prima di assaggiare il primo morso!

BENEFICI DELLA MEDITAZIONE PER

LA PERDITA DI PESO

Posso perdere peso con la meditazione? Chi non vuole perdere peso in questi giorni! È un'industria multimiliardaria che si basa principalmente e letteralmente su di voi che consumate più cibo per mantenere viva la mania della perdita di peso. Ironico. La meditazione può davvero aiutarti a perdere peso? I benefici della meditazione sono stati brillantemente documentati per i risultati positivi della mente e del corpo. Ecco la mia opinione.

La routine quotidiana ci permette di trattenere tutta la tensione, lo stress, nel nostro corpo, che ce ne rendiamo conto o meno. Mettersi al lavoro, trattare con gente difficile, pagare le bollette, tutti gli impegni e gli obblighi sono volani di qualche preoccupazione che portano a intasare e bloccare le nostre energie. Possiamo trattenere tutta questa energia nervosa nel nostro corpo, nei nostri organi, ad ogni livello cellulare.

La meditazione la può alleviare, aprire i blocchi, fornire un ambiente ottimale per la guarigione e l'evoluzione del benessere del corpo. Se gli organi possono rilassarsi abbastanza per avere più energia per muoversi e sciogliere i blocchi negativi al suo interno allora tutto ciò che consumiamo nel nostro corpo scorre meglio.

I 5 principali vantaggi della meditazione per perdere peso:

1. Ottieni più energia.

Meditando da tre a cinque minuti al giorno darà alla tua mente e al tuo corpo la possibilità di fermare, riposare, ringiovanire e ricaricare il tuo corpo fin dentro ad ogni cellula.

2. Sentirsi bene.

Meglio ti senti, più sarai felice, più facilmente perderai chili. Se sei un mangiatore stressato, invece di afferrare una torta, prova a meditare per qualche minuto finché la brama non se ne va. Provalo!

3. Concentrarsi meglio

Più mediti più sarai in grado di concentrarti meglio. La meditazione è anche la pratica di mettere a fuoco le chiare intenzioni. Più sei in grado di concentrarti, meglio sarai in grado di perseguire i tuoi obiettivi di peso.

4. Ridurre stress e ansia.

Alcuni vanno in palestra per alleviare lo stress, così può fare la meditazione. Anche se esorcizzi il tuo corpo e sei ancora stressato, il corpo continuerà a conservare tutta quella tensione. Se la mente ti trattiene, lo farà anche il tuo corpo. Perché non fare entrambe le cose?

5. Perdere peso.

In generale, la fisiologia del corpo è tale che le cose che facciamo, sentiamo e pensiamo influenzano l'energia e le vibrazioni che sono in ogni cellula di ogni organo del nostro corpo. Uno dei modi migliori per influenzare il tuo corpo a perdere peso è attraverso la mediazione.

PERDERE PESO ATTRAVERSO

L'IPNOSI

I programmi di perdita di peso con l'ipnosi hanno dimostrato negli ultimi decenni di essere un modo efficace per perdere peso e rilassarsi. Perdere peso attraverso l'uso dell'ipnosi non è l'unico modo per entrare in contatto con la parte interiore di te che sta invariabilmente combattendo con i problemi di peso. La perdita di peso con l'ipnosi lavora attraverso l'inconscio, influenzandoti a scegliere cibi sani.

Ipnosi

Prima di decidere se la perdita di peso con l'ipnosi funzioni davvero, diamo un'occhiata a ciò che succede quando scegli di utilizzare l'ipnosi: i suggerimenti impiantati inconsciamente durante la sessione di perdita di peso dell'ipnosi saranno attuati dalla vostra mente subconscia, questa è la bellezza del programma di perdita di peso con l'ipnosi.

La ragione numero uno per cui la gente mangia troppo è per questioni emotive e l'emozione numero uno è lo stress. L'antidoto per lo stress non può essere acquistato; deve essere appreso. E' il rilassamento e non c'è modo migliore per imparare il rilassamento che attraverso l'ipnosi.

L'ipnosi ti insegna a godere del cibo che puoi mangiare e non sentirti privato del cibo che si dovrebbe evitare. L'ipnosi e l'autoipnosi amplificano la tua risposta a una solida consulenza medica. Un altro grande vantaggio di utilizzare l'ipnosi per perdere peso è che utilizzando l'ipnosi per la perdita di peso ci si può tenere al sicuro dagli effetti indesiderati di vari miscugli per perdita di peso, come pillole e creme. L'ipnosi è un modo tutto naturale per ridurre lo stress aiutando nel programma di perdita di peso.

Ci sono poche opzioni quando si sceglie di utilizzare l'ipnosi durante il programma di perdita di peso. E' possibile assumere un ipnotizzatore professionista e partecipare a una serie di sessioni dal vivo. Questi lavori sono fantastici e molte volte è possibile prenotare una serie di appuntamenti in un pacchetto completo. Un'altra strada da percorrere è l'uso di programmi audio registrati su cd, mp3 o cassette, un modo molto economico di usare l'ipnosi, oltre che molto conveniente. La maggior parte dei programmi audio ti costerà circa da 20 a 40 euro mentre le sessioni di ipnosi dal vivo costeranno in media 100 euro a visita.

Mangiare

Mangiare correttamente diventerà la via giusta per te. Mangiare in modi sbagliati, fare troppi snack e mangiare troppo sono errori involontari che tutti noi facciamo quando siamo stressati, annoiati, soli o infelici. Mangiare in modo appropriato diventerà automatico e la perdita di peso sarà un'esperienza di gioia.
Tutti noi vediamo i programmi commerciali sulla perdita di peso, pubblicizzati alla televisione o alla radio.

La questione principale con l'utilizzo di questi programmi è che non possono affrontare il problema a lungo termine delle abitudini alimentari radicate. A meno che tu non decida di cambiare il tuo pensiero riguardo al modo in cui mangi, perdendo peso e tenendolo fuori, sarà di difficile realizzazione. Per te, le tue abitudini alimentari apprese sono diventate uno stile di vita ed è molto simile al cercare di fermare un treno in corsa, quindi cambiare quell'abitudine può essere estremamente difficile.

La verità che potresti non voler ammettere è che fino a quando le vecchie abitudini alimentari non cambieranno il peso non arriverà a scendere. È un fatto scientifico che ci vogliono 21 giorni per cambiare un' abitudine. Con la ripetizione, le suggestioni ipnotiche raggiungono profondamente le nostre menti subcoscienti per riprogrammare quelle vecchie abitudini alimentari in modo che presto diventino un modo di vivere più sano.

Peso

La perdita di peso attraverso l'ipnosi può avere successo dove altre tecniche possono aver fallito. La perdita di peso con l'ipnosi tende a funzionare aiutando le persone a superare le loro voglie o l'appetito, piuttosto che il loro vero bisogno di mangiare.

L'ipnosi impatta sulla perdita di peso occupandosi dei comportamenti associati all'aumento di peso, come ad esempio mangiare troppo, mangiare cibo ad alto contenuto calorico, abbuffarsi, ecc...

L'ipnosi utilizzata come un beneficio per perdere peso è stata recentemente descritta su DATELINE TV.

Dateline ha affermato che "l'ipnosi è uno dei metodi più efficaci e utili per perdere peso".

PERDITA DI PESO CAMBIANDO

ABITUDINI

Vedi, sono le nostre abitudini, i modelli inconsci, che ci mettono nei guai. Se ci condizionano a entrare in casa ogni giorno alla fine della giornata di lavoro, a far cadere i pacchi per terra, a correre in cucina per una "delizia" di un qualche tipo di cibo non essenziale (cibo malsano) e poi ad appoggiarci sul divano davanti alla tv, allora ogni giorno ci sentiremo costretti a fare questa stessa attività poco salutare. Infatti,
se omettiamo questa attività, dalla nostra normale lista quotidiana di cose da fare, ci sentiremo inizialmente fuori luogo. Ci sentiremo sbilanciati. Le cose non ci sembreranno giuste. Possiamo sostituire questa attività malsana con una più sana. Se completiamo la nostra giornata di lavoro con un'ora in palestra, o una lezione di yoga, o al circolo di meditazione, possiamo creare questo stesso tipo di risposta condizionata con un comportamento più sano. E quando non seguiremo questo nuovo comportamento più sano, avremo le stesse sensazioni di essere fuori forma, di essere fuori equilibrio o di non sentirci a posto. E queste sensazioni di disagio ci spingeranno a rimanere in pista con un comportamento più sano piuttosto che con un comportamento malsano.

Come può l'ipnosi aiutarmi a sviluppare buone abitudini?

La trance nell'ipnosi è uno stato in cui diventiamo più suggestionabili. Tendiamo a credere e accettare qualsiasi suggerimento che viene posto nella mente inconscia quando siamo in trance ipnotica. Nel mio lavoro, suggerisco ai miei clienti di iniziare a comportarsi in modo diverso. Suggerisco che inizieranno a comportarsi nel modo in cui hanno concordato di comportarsi durante la nostra intervista pre-sessione. Collego i vecchi comportamenti a un sentimento o ad un'esperienza estremamente sgradevole così saranno motivati a smettere di avere comportamenti insani. Poi faccio fare pratica del nuovo comportamento e lo lego a un sentimento o a un'esperienza estremamente piacevole, così sono motivati a continuare con il nuovo comportamento sano.

Perché questo processo di ipnosi funziona?

Ora la ragione per cui funziona, è che noi tendiamo ad allontanarci da cose che ci fanno stare male e a muoverci verso cose che ci fanno sentire bene. Hai sentito la metafora dell'asino che è stato persuaso in due modi? Con una carota e un bastone. Fondamentalmente questo è fornire ai miei clienti la loro carota e il loro bastone. Spingerli lungo un percorso che li porterà alle scelte più sane che sono necessarie per loro per abbassare il loro peso attuale e consentirgli di mantenere il peso per tutto il tempo che vogliono mantenere quello stile di vita sano. Questo è un cambio di stile di vita, non un rimedio rapido come una dieta a breve termine che, essendo così restrittiva, è impossibile da mantenere. Quando cambi il tuo stile di vita e ciò diventa abituale diventa facile come lavarsi i denti ogni mattina, o lavarsi le mani in momenti specifici. E poiché le abitudini sono così potenti, le rendiamo nostre potenti alleate nel nostro programma di perdita di peso.

L'ipnosi Funziona?

Trovi che sia facile mettersi a dieta? Decidere quale dieta seguire e seguirla può essere un incubo. Ci sono così tanti tipi diversi di diete che ci si può sentire come trascinati da un pilastro all'altro quando si cerca di decidere una dieta e attenersi ad essa.

Di solito si inizia una dieta e si segue davvero bene per qualche giorno e poi la tentazione arriva lacerando la vita e si imbroglia sulla propria dieta; poi si imbroglia un po' di più e poi si rinuncia alla propria dieta perché "non ha funzionato".

Ora sarò sincero con te. Chiunque può perdere peso con qualsiasi dieta se si attiene ad essa. Questo è vero, qualsiasi dieta funzionerà! Ma funzionerà solo se ti atterrai ad essa e se sarai coerente. Come ho detto sopra, la maggior parte delle persone si attengono a una dieta per alcuni giorni prima di iniziare a vacillare.

Segreto 1: Seguire Rigidamente Una Dieta E Non Vacillare

Il cibo spazzatura è delizioso. Cioccolato, torta e biscotti hanno un sapore delizioso e ti piace davvero mangiarli. Il guaio è che la maggior parte di questi snack è decisamente poco sano e pieno di calorie. Semplicemente eliminando gli snack "spazzatura", scoprirai che perdi peso molto facilmente.

Segreto 2: Elimina Il Cibo Spazzatura

La maggior parte delle persone che seguono una dieta tagliano solo l'assunzione delle calorie. In questo modo mandi un messaggio molto potente al tuo corpo che dice "PERICOLO - CARESTIA IN ARRIVO" e così il tuo corpo immagazzina il grasso in modo da poter superare la carestia. Le diete di successo non solo riducono l'assunzione delle calorie, ma aumentano anche il loro livello di attività. Aggiungono esercizi al loro regime quotidiano, che aiuta a bruciare le calorie in eccesso. Trova una routine di esercizi che ti diverte e ti fa esercitare per 20-30 minuti al giorno.

Segreto 3: Esercizio Fisico Quotidiano

Se ti chiedessi cosa hai mangiato ieri, saresti in grado di dirmelo? Siamo tutti condizionati dal mettere il cibo in bocca automaticamente senza fare davvero attenzione a ciò che stiamo mangiando. È incredibilmente facile mangiare una quantità orribile di "spazzatura" senza rendersene conto. Quindi tieni un diario su ciò che stai mangiando. Porta con te un quaderno, ovunque tu vada e scrivi tutto ciò che mangi. Questo ti aiuterà a renderti conto esattamente di ciò che stai mangiando e ti aiuterà a capire quale cibo funziona meglio per te.

Segreto 4: Diario Alimentare

Una percentuale significativa di persone a dieta ha obiettivi poco realistici con la loro dieta. Ad esempio, si rendono conto che la prossima settimana/mese c'è la vacanza/festa/ qualsiasi evento e che per quella data devono sbarazzarsi di così tanti chili. Di solito questo obiettivo di perdita di peso può solo essere raggiunto con l'amputazione! Assicurati di impostare un obiettivo di peso realistico e raggiungibile. Se non lo fai, ti scoraggerai e ti preparerai al fallimento.

Segreto 5: Sii Realistico Con Il Tuo Obiettivo Da Raggiungere

Questi cinque segreti ti aiuteranno a perdere peso efficacemente con qualsiasi dieta o programma dimagrante. Prendili a bordo e applicali alla tua vita e ti ritroverai a perdere peso facilmente e velocemente.

LOTTA CON TE STESSO PER PERDERE

PESO

Hai provato a perdere peso in passato ma hai fallito? Potresti aver combattuto te stesso per farlo.

Ti spiego.

Ci sono due parti nella nostra mente: il conscio e l' inconscio. La parte cosciente di te vuole perdere peso e considera favorevolmente questa scelta. Nel frattempo, il subconscio vuole che tu continui a mangiare tutto il cibo che ti fa sentire a tuo agio e felice. Sfortunatamente, questo cibo tende ad essere composto da zuccheri e da carboidrati che ti fanno solo crescere il punto vita. In uno scenario come questo, la persona finisce con una dieta "tira e molla", perché la sua "forza di volontà" può durare pochissimo.
L' unica cosa che rimane è il tuo punto di forza più importante che porta a una vera e propria scelta del benessere.

Questo è il motivo per cui il problema di amare il benessere deve essere affrontato alla fonte in cui si trova il riflesso mentale, cioè nel tuo subconscio. Qui risiedono tutte le tue abitudini, il non amore per l'esercizio fisico e il fatto di bere solo bibite. Una volta che sistemerai questa parte della tua vita e la affronterai con la tua forza, il cambiamento diventa di facile utilizzo perché non stai più combattendo con te stesso.

L'ipnosi ha dimostrato scientificamente di funzionare per la perdita di peso!

Impostare la tua mente per perdere peso e motivare te stesso a godere di abitudini sane è possibile con l'ipnosi. Un numero significativo di studi (molti dei quali sono elencati di seguito) ha dimostrato che l'aggiunta dell'ipnosi ad un programma di perdita di peso aumenta significativamente il suo successo.

Uno studio del 1996, condotto presso l'Università del Connecticut, pubblicato sul Journal of Consulting e Clinical Psychology, ha scoperto che, in media, le persone che utilizzavano l'ipnosi erano in grado di perdere 2,5 volte in più di peso rispetto ad una persona che non usava l'ipnosi. Gli autori hanno fatto un passo avanti affermando che "l'analisi di correlazione ha indicato che i benefici dell'ipnosi sono aumentati sostanzialmente nel tempo".

Come coloro che hanno lottato per tenere fuori i chili di troppo, so che è necessario avere il giusto stato d'animo per avere successo. Potresti aver sperimentato occasioni in cui hai fatto una dieta e ti sei esercitato, ma poi la tua forza di volontà è svanita. Alla fine, sei tornato ai tuoi vecchi schemi e sei tornato a pesare. Questo continuo circolo vizioso ti colpisce non solo fisicamente, ma anche emotivamente, perché mentre la tua autostima scende verso il basso tu inizi a mangiare troppo; ricominci a mangiare cibi di conforto carichi di calorie e ti ritrovi bloccato nello stesso schema.

Questo scenario accade a tantissime persone che alimentano l'industria della dieta con i loro acquisti di pillole dimagranti e altre mode, nella speranza di raggiungere i loro obiettivi di perdita di peso. Il problema, tuttavia, è che più si rimbalza da una dieta all'altra, più ci si espone al fallimento per la volta successiva in cui si prova una dieta.

In realtà, l'equazione perfetta per la maggior parte della gente che vuole perdere peso è semplice. È:

Perdita di peso = La giusta mentalità + Alimentazione sana + Esercizio fisico

È così. Nella vita come nella scienza, la risposta più semplice è spesso la risposta giusta.

L'ipnosi può aiutarti a raggiungere il giusto stato d'animo attraverso la pulizia del disordine mentale che impedisce di tenere un atteggiamento determinato per perdere peso e vivere uno stile di vita più sano. Ti dà la capacità di scegliere naturalmente di mangiare cibi sani, di voler fare esercizio e di essere concentrati sul raggiungimento del tuo obiettivo di peso. Per alcuni, è sufficiente una sola sessione, mentre altri vedono il beneficio dopo una serie di sessioni.

In una ricerca intitolata "Ipnoterapia nel trattamento della perdita di peso" un gruppo di ricercatori ha scoperto che in un gruppo di prova di 60 partecipanti, quelli che non usavano l'ipnosi hanno perso solo 5 chili, mentre il gruppo che usava l'ipnosi ha perso 17 chili. Perché? Perché le persone che hanno avuto accesso alle sessioni di ipnosi sono state in grado di ottenere quella combinazione di perdita di peso che oggi sfugge alla maggior parte delle persone.

Ulteriori prove della capacità dell'ipnosi di aumentare la perdita di peso di una persona è stato mostrato nel gennaio del 2004, quando una trasmissione americana mandò in onda "Perderli: sfida dell'ultima dieta.". Lo spettacolo ha confrontato alcuni dei metodi più noti per perdere peso tra cui la dieta della Atkin, Slim Fast, Weight Watchers, esercizio fisico estremo con restrizioni caloriche, lavorando con un allenatore di dieta e l'ipnosi.

Le due tecniche principali di perdita di peso che hanno funzionato erano l'ipnosi e la dieta Atkins. Purtroppo l'uomo che ha usato la dieta di Atkin, Rick Burns, mentre perdeva peso, si è anche ammalato. Rick ha sviluppato un caso doloroso di gotta, una condizione che avrebbe avuto prima, ma che sospettava fosse il risultato della dieta. La sua dieta doveva essere modificata.

Dopo tre mesi sotto ipnosi, sua moglie gli diede un soprannome, "cassetti cadenti" perchè era riuscito a perdere il massimo, vale a dire una quarantina di chili. E' stato allora che anche la moglie di Marc è entrata in azione. Andò dall'ipnotizzatore per smettere di fumare. E indovinate un po'? Libera dal fumo, libera dai grassi. Cinque mesi dentro e le cose non potevano essere migliori di così".

Finché Marc ha continuato la sua routine di ipnosi, è stato in grado di continuare il suo percorso di perdita di peso. Una delle cose che ho notato di questa sfida di perdita di peso è stato quanto gli altri concorrenti hanno sofferto per le restrizioni caloriche che hanno dovuto subire. È difficile concentrarsi se si ha la sensazione di morire di fame. L'ipnosi aiuta a programmare la mente a pensarsi magri - questo include il voler fare esercizio fisico e il voler mangiare sano in modo da non essere costantemente in difficoltà sulle scelte che si devono fare. Un ulteriore vantaggio dell'ipnosi è che ti aiuta a controllare i tuoi livelli di stress. Questo di conseguenza aiuta a perdere peso.

Anche il rispettato avvocato dei consumatori John Stossel della ABC 20/20, noto per aver smentito le affermazioni fraudolente, concorda sul fatto che l'ipnosi non è una finzione. Nel suo libro best-seller "Myths, Lyes and downright stupidity" (Miti, bugie e vera e propria stupidità) fa un'interpretazione audace dell'ipnosi:

"Proprio quando le vocine del mio scetticismo mi convincono, riconosco sempre la verità quando la vedo. Pensavo che l'ipnosi in medicina fosse un altro gioco di truffa... "L'ipnoterapia ti aiuterà a perdere peso! Dai, se funzionasse, non ci sarebbero tutte quelle persone in sovrappeso in giro. Verità: l'ipnosi funziona, se la si lascia fare!"

I fumatori possono anche raccogliere i benefici dell'ipnosi per la perdita di peso. Uno studio su due livelli ha dichiarato che sia i non fumatori che i fumatori hanno avuto una significativa perdita di peso e un calo dell'indice di massa corporea rispetto al gruppo che non ha praticato l'ipnosi. Infatti, il gruppo che ha usato l'ipnosi ha continuato a mostrare un peso inferiore dopo il trattamento. Non invasiva e rilassante, l'ipnosi rende facile raggiungere i propri obiettivi.

L'ipnosi ti permette semplicemente di avere una migliore motivazione e più autocontrollo così come una associazione emozionale positiva con la dieta e l' esercizio. Non solo perdi il peso, ma puoi controllare la tua vita, in modo che tu possa uscire da lì e raggiungere tutte le altre cose che sono nella tua lista di obiettivi.

Perché L'ipnosi Aiuta Davvero

Se sei uno dei tanti milioni di persone che lottano per mantenere il peso forma, sei probabilmente consapevole delle regole di base generalmente accettate sulla gestione del peso. Le regole dicono che hai bisogno solo di due cose per mantenere il peso corretto: dieta corretta ed esercizi. Questi due fattori sono esposti nei libri e nei programmi di tutto il mondo e sono al centro di un business da miliardi di dollari.

Sfortunatamente, quel business sta fallendo, perché la percentuale della popolazione in sovrappeso, e di fatto obesa, sta crescendo a un ritmo allarmante. E non solo negli Stati Uniti, tra l'altro. L'obesità nel mondo è una tale piaga che l'Organizzazione Mondiale della Sanità ha coniato una nuova parola "Globesity" per descrivere quello che per loro è un problema globale.

Per molti di noi, "la buona dieta e l'esercizio" non sono affatto una risposta semplice - contrariamente a quanto si dice, rappresentano un cambiamento totale e di sfida dello stile di vira. La resistenza al cambiamento richiesto nell'alimentazione personale e nelle abitudini ad allenarsi è ciò che condanna molti tentativi di perdere peso.

In altre parole, la dieta giusta e l'esercizio sono solo metà di ciò che è necessario per mantenere un peso salutare – è la metà fisica. C'è l'altra metà: le sfide mentali e emozionali, la resistenza al cambiamento e la difficoltà nel rompere le abitudini e le routine, che ci mantengono sovrappeso.

Visto che una corretta dieta ed esercizio fisico sono abbastanza semplici da seguire, il nodo da sciogliere sono le questioni emotive e l'abitudine: è quindi su questi ultimi temi che dovremmo concentrarci. È qui che l'ipnosi può aiutare.

Permettetemi di commentare, tra l'altro, che tutto questo è il motivo per cui i programmi televisivi sull'argomento sono così efficaci. Usando le riunioni e i consulenti per permettervi di interagire con gli altri, essi rispondono alle vostre esigenze emotive tanto quanto gli aspetti fisici della dieta. In ogni caso, l'uso dell'ipnosi può essere molto più economico, veloce e facile.

Ad esempio, la maggior parte di noi si è abituata (condizionata) a mangiare particolari tipi e quantità di cibo su un programma particolare. Non è facile mangiare di meno o in modo diverso. Le nostre pance sono abituate a sentirsi piene, i nostri cervelli sono condizionati a mangiare in orari particolari, e noi siamo abituati a determinati cibi, spesso quelli che non sono giusti per noi.

L'esercizio fisico non è così facile da inserire nella nostra routine quotidiana. Sembra abbastanza chiaro ma gli esseri umani sono fortemente resistenti ad esso. Inoltre, in questo momento, chi ha il tempo?

È qui che le tecniche di ipnosi possono aiutare. L'ipnoterapia riguarda il ricondizionamento dell'abitudine e la modificazione del comportamento. Un corso di ipnoterapia può aiutarti a modificare i tuoi comportamenti esistenti e gli schemi abitudinari, in altre parole, le sfide mentali ed emotive, in modo che ti adatti più facilmente al nuovo stile di vita richiesto per raggiungere i due capisaldi fisici della gestione del peso, vale a dire la dieta e l'esercizio fisico.

Ma, ipnosi o no, devi comunque abbracciare la parte della dieta e dell'esercizio fisico. L'ipnosi ti aiuta a farlo.

Ora, ecco la bella notizia: un buon programma di ipnoterapia può influenzare notevolmente un buon comportamento di gestione del peso e fare una sostanziale differenza negli aggiustamenti necessari ad un nuovo regime di dieta e di esercizio fisico.

Innanzitutto, l'ipnosi può insegnarti il rilassamento. Molti dei fattori scatenanti che inducono le persone a mangiare troppo sono causati da fattori legati allo stress. Il tipo di rilassamento appreso durante le tecniche di ipnosi può ridurre notevolmente lo stress rendendo molto più facile l'adattamento alle nuove abitudini.

Successivamente, un buon ipnoterapista lavorerà con te per identificare i fattori scatenanti. I fattori scatenanti sono le cose che accadono nel tuo ambiente che consciamente o inconsciamente ti "accendono" per farti mangiare nel momento sbagliato. I fattori scatenanti sabotano una buona dieta e l' esercizio fisico abituale.

Potresti essere una di quelle persone che sta cercando nel frigo senza motivo, sta solo cercando qualcosa da mangiare. Il tuo ipnoterapista ti aiuterà a cambiare quei comportamenti in modo che farai degli spuntini solo in determinati orari, e mangerai solo qualcosa di buono per te, come uno snack proteico per prevenire l'ipoglicemia o il calo di zuccheri nel sangue.

Consideriamo certi cibi come cibi di conforto -cibo che è gustoso da mangiare e da riempire e in generale fa male. Per alcune persone, tutta la dieta è cibo di conforto. Forse i loro genitori li hanno nutriti con cibo di conforto in giovane età quando erano turbati. Qualunque sia il motivo, quelle cattive abitudini alimentari, ora sono incise. Il tuo ipnoterapeuta può darti consigli su come cambiare le tue risposte automatiche quando hai un turbamento o un "momento di stress".

In effetti, l'ipnosi può aiutare ad alleviare i dolori o il desiderio che tendiamo a sentire anche quando non abbiamo fame e non abbiamo bisogno di nutrimento. Spesso mangiamo perché siamo abituati a nutrirci a una certa ora, o perché le nostre pance sono abituate a sentirsi sazie. Il problema è che via via, negli anni, abbiamo bisogno di mangiare sempre di più per mantenere quella sensazione di "pienezza". L'ipnosi può invertire questo comportamento per permettere di lasciar andare i dolori che si verificano nei momenti sbagliati.

Il tuo ipnoterapeuta può anche aiutarti a cambiare i tuoi schemi mentali in modo da sentirti meglio con te stesso. L'immagine di sé è un grosso problema quando si tratta di problemi di peso e di dieta.

La dieta non è difficile. C'è una grande varietà di opzioni: quella per coloro che vogliono porzioni più grandi, quella a cui piacciono cibi particolari, e così via. La chiave del successo è fare il giusto accostamento per attenersi ad un piano che fa la differenza.

Allora, qual è il piano di gioco? Per primo, quando si entra in qualsiasi forma di dieta, esercizio fisico, o qualsiasi altro cambio di stile di vita, è sempre una buona idea fare una visita dal dottore e prendere i suoi consigli su ciò che occorre fare e i limiti. Ad esempio, se non hai mai fatto esercizio fisico e sei in sovrappeso di 50 chili, non è una buona idea provare improvvisamente a correre 5 chilometri al giorno. Devi iniziare lentamente. Quindi, mettiti a dieta e fatti preparare un piano di esercizi dal tuo dottore.

Inoltre, mettiti in testa di prenderla con calma. La perdita di peso di 1-2 chili a settimana è un obiettivo standard e questo richiede sia la dieta che l'esercizio fisico.

Probabilmente si può perdere di più a breve termine prendendo misure più estreme come la dieta della fame. Tuttavia, questa non durerà e non è raccomandata.

In secondo luogo, cerca di capire che anche con l'ipnosi, dovrai esercitare un po' di forza di volontà. L'ipnosi ti aiuterà molto rendendoti consapevole degli stimoli e riformulando le tue risposte automatiche. Ad un certo punto, però, dovrai dire semplicemente "no". È a questo punto che un aggiornamento ipnotico, come una registrazione MP3, sarà molto efficace.

Il miglior tipo di programma, tuttavia, è quello che offre risposte individuali personalizzate, supportato da registrazioni da ascoltare tra una sessione e l'altra. Hypno-to-go fornisce un programma di questo tipo, ad esempio. Le singole sedute di ipnoterapia, che possono essere effettuate per telefono, saranno indirizzate verso i tuoi specifici problemi di perdita di peso, e possono anche essere personalizzate per supportare la dieta specifica e l'esecuzione del programma che hai scelto o che il tuo medico ti ha raccomandato.

Sappi che non sei solo. Milioni di persone sono in sovrappeso e perfino obese come abbiamo dichiarato sopra. Tuttavia, questo non significa che non puoi fare la differenza per te stesso.

Fai i passi giusti, prendili con calma e impegnati a lungo termine, e il ritorno a un peso inferiore sarà sicuramente nel tuo futuro. Ti auguro il meglio, ti auguro il successo nei tuoi sforzi di perdita di peso.

MANTENERE LA PERDITA DI PESO IN

MODO RISOLUTIVO

Una risoluzione per te che perdi peso in questo nuovo anno può essere una buona cosa, ma può essere difficile da realizzare. Per prima cosa, dovrai essere estremamente determinato a perdere peso, soprattutto quando non avrai mai provato a perdere peso prima d'ora. Poiché perdere peso comporta processi legati al tuo corpo, dovrai fare un sacco di ricerche sulla perdita di peso e vedrai quali sono le opzioni per te per raggiungere i tuoi obiettivi di perdita di peso. Se non sei a tuo agio con la risoluzione della perdita di peso, ecco alcuni consigli che dovresti tenere a mente quando inizi ad avere i tuoi risultati.

Sii specifico con i tuoi obiettivi sulla perdita di peso. Prima che tu inizi nel tuo intento, chiediti: quanto peso voglio perdere? In generale, voglio perdere peso, o voglio perdere peso in una parte specifica del mio corpo? Quanto velocemente voglio perdere quel peso?

Tieni un diario. Una volta che hai sotto controllo i tuoi obiettivi di fitness e di perdita di peso, puoi iniziare a tenere un diario che descrive i fatti: quanto peso vuoi perdere, dove e quanto velocemente. Mentre entri nel tuo regime di perdita di peso, scrivi in questo diario e documenta i tuoi progressi: cosa ti ha detto il tuo medico? Ti metterai a dieta, farai esercizio fisico o farai una combinazione di entrambe le cose? Quanto esercizio fisico hai fatto oggi? Cosa hai mangiato? Come ti senti? Sei letargico o energico? Sei sicuro di riuscire a raggiungere i tuoi obiettivi di perdita di peso? Quanto peso hai perso? Ne hai guadagnato?

Parla con gli esperti: consulta il tuo medico, un nutrizionista e un esperto di esercizio fisico. Potresti aumentare di peso a causa di un problema di fondo con i tuoi ormoni, o di un regime di perdita di peso che potrebbe essere dannoso per il tuo corpo. Se ottieni il via libera dal tuo medico, parla con un esperto di fitness sul lavoro o sul programma di studio e come si può adattare al tuo esercizio. Devi ammettere che ci sono molte cose diverse che non conosci sulla perdita di peso, quindi devi parlare agli esperti; è anche un modo sicuro per ottenere quello che vuoi.

Fai la tua ricerca! Anche con il tuo medico, nutrizionista ed esperto di fitness al seguito, hai ancora bisogno di sapere qualcosa di più sulla tua perdita di peso.

Leggi le diete e come possono nuocere alla tua salute se non sei prudente e attento nell'usarle. Utilizza i diversi tipi di esercizi a tua disposizione e informati su come puoi praticarli nel tuo tempo libero; leggi i regimi di perdita di peso e come sono concepiti per persone specifiche. Porta i libri con te dal tuo medico e arricchisci la tua consultazione.

Non aver paura di cominciare da poco. L'errore più grande che le persone fanno è quello di indulgere in una dieta d'urto con la speranza che rientrino in un parametro ideale in una settimana o eseguire una routine di esercizio fisico ad alta intensità perché vogliono correre la maratona il mese prossimo. Facendo qualcosa che il tuo corpo non è abituato a fare, puoi correre il rischio di sforzare i tuoi muscoli o di mettere i tuoi organi vitali in pericolo.

Invece, inizia a esercitarti camminando qualche chilometro in più ogni giorno rispetto a quello a cui sei abituato, o inizia la dieta riducendo lentamente l'assunzione di grassi. Facendo le cose lentamente, fai abituare meglio il tuo corpo a una vita più sana. Evita le diete d'urto o qualsiasi cosa che promette una perdita di peso facile e rapida. Inoltre, non scoraggiarti troppo facilmente. Potresti perdere peso lentamente, ma almeno stai perdendo peso in modo sicuro.

Concediti una pausa ogni tanto con prudenza. Potresti avere voglia di sgranocchiare uno snack o di concederti dei cioccolatini come ricompensa per aver perso qualche chilo. Prova invece qualcos'altro: guarda un film e mangia snack salutari, vai a cena con un buffet di insalate o fai un giro sulle montagne russe di un parco locale.

La ricompensa per il peso perso non dovrebbe tradursi in un recupero di peso. Infine, mantieni la tua risoluzione per gli anni a venire, non solo per questo.

La perdita di peso e la vita sana non devono essere necessariamente una questione di un anno. Potresti avere un corpo migliore e decidere di mantenerlo, quindi continua la tua risoluzione!

SUGGERIMENTI SUPER SEMPLICI PER

PERDERE PESO

La perdita di peso è uno di quegli argomenti di cui tutti parlano sempre. Sembra che tu non possa andare da nessuna parte senza vedere o sentire qualche tipo di messaggio sulla perdita di peso. Storie sui pericoli che si incontrano nell'essere sovrappeso appaiono regolarmente sui notiziari della sera. Le attività al dettaglio e Internet sono piene di libri e prodotti sulla perdita di peso. La perdita di peso è discussa nei centri medici, nelle scuole e perfino nei luoghi di lavoro. Se stai cercando di perdere peso, ecco alcuni suggerimenti per farti partire.

CONSIGLIO 1: Smetti di parlare della perdita di peso!

Tutto quel parlare di quanto si vuol perdere peso non riuscirà a toglierti il peso.
Devi andare all'azione, iniziare subito. Quindi prendi questo semplice consiglio: smetti di muovere la bocca e inizia a muovere il tuo corpo! Non ci vorrà molto per iniziare a vedere i risultati.

CONSIGLIO 2 - Lento e costante è meglio

La perdita di peso lenta e costante è meglio (e più sicura) che cavalcare le montagne russe della dieta. Se stai cercando dei risultati duraturi per la perdita di peso, punta a perdere in media circa due chili a settimana. Per perdere peso devi consumare meno calorie di quelle che bruci. Come un bonus, quando combini la dieta con l'esercizio fisico, ridurrai l' assunzione calorica e allo stesso tempo aumenterai il tasso calorico di consumo.

Suggerimento n. 3 - Risparmia i tuoi soldi

Non spendere i tuoi soldi, difficilmente guadagnati per acquistare gli ultimi espedienti per perdere peso. Pillole, diete alla moda e procedure chirurgiche estreme non sono la risposta! Questi espedienti non ti faranno dimagrire, ma ingrasseranno i conti bancari di coloro che li promuovono! Mangiare una dieta nutrizionalmente equilibrata di frutta, verdure, grassi buoni e proteine magre incoraggerà a perdere peso più velocemente di qualsiasi cura miracolosa che puoi acquistare.

Suggerimento n. 4: E' uno stile di vita

Sfortunatamente, la questione del peso è qualcosa per cui la maggior parte delle persone combatterà per tutta la vita. L'eccesso di alimenti elaborati e uno stile di vita sedentario sono le due principali cause di questa lotta incessante. Se vuoi perdere peso e tenerlo sotto controllo, devi cambiare il modo in cui pensi al cibo. Dovrebbe essere pensato come una fonte di carburante, non una passione. Il successo nella perdita di peso sta proprio nel cambiamento dello stile di vita, compreso il fare le scelte di cibo giuste e poi attenersi a quelle scelte per tutta la vita.

Suggerimento n. 5 - È più di un numero

Quando stai facendo la dieta, non diventare una vittima della temuta bilancia. Quando i numeri si abbassano, la felicità aumenta. Ma quando i numeri rimangono gli stessi o aumentano, è facile arrendersi. Ricorda che anche se il tuo peso non sta cambiando come vorresti, il tuo corpo sì. Ti prenderai cura del tuo cuore. Si abbasserà il tuo livello di colesterolo. Avrai un corpo più snello e i tuoi vestiti cominceranno a calzarti in modo più confortevole.

Il Collegamento Con Il Cortisolo

Lo stess è una parte della nostra vita e in questo modo è difficile per la maggior parte di noi perdere peso. Molti non sanno nemmeno di avere un problema con lo stress e di come questo influisca sulla loro capacità di perdere peso. Ci sono molte cose che si possono fare per eliminare lo stress che induce l'aumento di peso nella vita. La cosa eccitante è che la maggior parte delle cose che ti costano non è altro che il tuo tempo, l'energia e l'attenzione.

L'ipofisi produce l'ormone cortico stimolante corticale surrenale (ACTH) che a sua volta fa sì che la corteccia surrenale produca cortisolo. Il cortisolo è un ormone di un gruppo di steroidi chiamati glucocorticoidi che regola lo zucchero nel sangue, l'infiammazione e il sistema immunitario.

Il cortisolo regola il metabolismo e la pressione sanguigna. Alcuni studi suggeriscono che i livelli di cortisolo possono essere un predittore di fratture per gli adulti più anziani.

Una carenza di cortisolo provoca stanchezza, esaurimento cronico e malattia di Addison. Una sovrabbondanza di cortisolo provoca l'aumento di peso, soprattutto intorno all'addome. Inoltre deprime il sistema immunitario e può accelerare l'invecchiamento e le ulcere gastriche.

Cortisolo e Stress

Un aumento di qualsiasi tipo di stress porta a un incremento della produzione di cortisolo. Stress fisico: sforzo eccessivo, trauma, infezione; stress ambientale: caldo, freddo, rumoroso; stress chimico: carenze nutrizionali, consumo di zucchero raffinato, farmaci; stress psicologico: preoccupazione, paura; o anche sollecitazioni immaginarie. Tutte queste sollecitazioni sono cumulative nel loro effetto.

Cortisolo e grasso

Il cortisolo colpisce il grasso in due modi. Inizialmente quando si verifica lo stress, il grasso viene scomposto per fornire al corpo una fonte immediata di energia. Il cervello rilascia l'ormone che rilascia corticotropina (CRH) e mette il corpo in allerta per la risposta di lotta o di fuga.

Il CRH fa sì che le tue pupille si dilatino, che il tuo pensiero migliori e che i tuoi polmoni assorbano più ossigeno. Quando questo accade, il tuo appetito viene soppresso e il tuo sistema digestivo si spegne temporaneamente. Il CRH innesca quindi il rilascio di adrenalina e cortisolo, che aiuta a mobilitare i tuoi rifornimenti di carboidrati e grassi per una rapida energia.

È qui che inizia il problema: quando si è superato lo stress, i livelli di adrenalina si disperdono, ma i livelli di cortisolo rimangono alti per riportare il corpo in equilibrio. Questo equilibrio si ottiene aumentando il tuo appetito per sostituire i carboidrati e i grassi che sono stati consumati quando ne avevi bisogno.

L'intero processo sembra logico - e ha funzionato ben prima dell'evoluzione della società moderna. Oggi il corpo è costretto a fare rifornimento quando non ha bisogno di fare rifornimento. Lo stress prolungato mantiene elevati i livelli di cortisolo e fa sì che la fame non venga meno. Elevati livelli di cortisolo mantengono elevati i livelli di insulina. Un alto livello di cortisolo stimola la produzione di glucosio supplementare. Questo "eccesso" di glucosio si trasforma in grasso e viene immagazzinato come grasso in eccesso.

Gli alti livelli di cortisolo ti fanno sentire stanco e svogliato. Per compensare la stanchezza o l'esaurimento, si mangia per rinnovare il proprio livello di energia. Quanti di noi hanno avuto bisogno di una barretta di cioccolato, o di una coca cola, per sopportare una temporanea sensazione di stanchezza? Questo grasso extra si accumula attorno al vostro girovita perché le cellule di quella parte del corpo sono più sensibili al cortisolo.

L'addome contiene cellule adipose ricche di recettori degli ormoni dello stress. La sensibilità al cortisolo le rende particolarmente sensibili ad alti livelli di insulina, che a sua volta le rende molto efficienti per immagazzinare energia sotto forma di grasso. Questo è un luogo molto pericoloso per immagazzinare il grasso in eccesso. Può portare alla sindrome metabolica, al diabete e alle malattie cardiache.

Cosa puoi fare?

Rimuovere da se stessi queste tensioni è la migliore medicina. Eliminare lo stress permette di invertire gli effetti psicologici. Il riposo e il supporto nutrizionale sono necessari per iniziare a riportare il corpo alla sua condizione originale. La pace della mente ritorna quando si è vicini alla ricostituzione. Livelli cronicamente elevati di cortisolo portano all'accumulo di grasso addominale ed è quasi impossibile liberarsene. Un sistema immunitario soppresso può portare ad ulteriori problemi di salute.

Quindi, come controlli o correggi i tuoi livelli di cortisolo? Il primo è quello di fare un test del cortisolo, e poi determinare se è necessario intraprendere un'azione correttiva. Ovviamente, la riduzione dello stress è il regime più essenziale ed efficace. Poiché lo stress ha causato l'aumento dei tuoi livelli di cortisolo, la rimozione dello stress interrompe la produzione di cortisolo. Meditazione, esercizio fisico, bagno caldo o doccia, EFT (Emotional Freedom Techniques), esercizi di respirazione, migliorare la gestione del tempo e l'auto ipnosi sono solo alcuni dei tanti modi per controllare lo stress nella tua vita.

Dieci-quindici minuti di attività fisica possono migliorare il tuo umore in breve tempo e ridurre lo stress. Lavora sul tuo atteggiamento e sulla tua motivazione - entrambi sono iniziati da soli. Trova qualcosa di divertente da fare. Ascolta musica rilassante o leggi un libro divertente. Allenati o fai una passeggiata con un amico. Se non riesci a controllare il tuo stress, non puoi aspettarti che qualsiasi altra misura di sostegno o terapia funzioni in modo efficace. Se fai esercizio fisico e non trovi nessuna risposta ai tuoi sforzi per la perdita di peso, allora potresti non fare il giusto tipo di esercizio (tipo, intensità, frequenza, durata, ecc.) Verificalo con un trainer o su internet.

Il pensiero positivo, l'atteggiamento positivo e le affermazioni sono grandi opzioni da scegliere per ridurre lo stress. Il soliloquio negativo (io sono troppo grasso, questo non funziona, ci ho provato prima e, non sarò mai più bello, ecc.) ha un maggior impatto sulle tue abilità per affrontare lo stress. Concentrati sull'alimentazione equilibrata di pasti e spuntini quando hai fame, il concetto chiave in questo caso è "quando hai fame". Smetti di mangiare quando sei veramente soddisfatto, non quando tutto è sparito dal tuo piatto.

Dedica una porzione della tua giornata a te stesso. Dieci minuti per riflettere e rilassarti. Fai qualcosa che ti rivitalizzerà a breve termine. Regalati un pediluvio, fai un cruciverba, fai qualcosa che sia dedicato al 100% al tuo relax.

Il riposo è estremamente importante e dovrebbe essere usato come parte della tua strategia per superare lo stress. Anche la dieta è importante. Scegli una dieta a basso indice glicemico per rimuovere lo zucchero che causa un incremento del cortisolo. Un integratore completo di vitamine e minerali è necessario per aiutarti nel controllo dei livelli di cortisolo.

Percezione

Alcune persone possono reagire con indignazione a qualcuno che taglia la fila al supermercato, o davanti a te quando guidi. Altri lo accettano senza preoccuparsi, è solo il corso della vita. Il modo in cui percepisci lo stress nella tua vita gioca un ruolo importante anche nel modo in cui il tuo corpo reagirà. Non è quello che ti è successo, ma come hai reagito. Quante persone conosci che ti irritano ogni volta che le vedi? Il solo sentirle parlare o vederle di persona ti mette in allarme. Perché? Ti sei permesso di reagire in quel modo. Hai fatto questa scelta. La conseguenza della tua scelta - come reagisci allo stress nella tua vita- può portare a livelli elevati di cortisolo.

Perdere Peso E Mantenerlo

Ci sono diversi modi efficaci per la perdita di peso, ma la maggior parte degli esperti di dieta raccomandano una combinazione di modelli alimentari sani e regolari esercizi fisici. Ma a molte persone piace rivolgersi a pillole, pozioni, erbe, esperimenti, chirurgia e altri modi per perdere peso. Ricordati di consultare sempre un medico prima di iniziare una dieta per perdere peso o un piano di esercizio fisico.

L'esercizio fisico e una dieta equilibrata sono i fattori più importanti nella perdita di peso. Segui una dieta a ridotto contenuto calorico, ma equilibrata che prevede un minimo di uno o due chili di perdita di peso a settimana. Si dovrebbe evitare qualsiasi dieta che suggerisce di mangiare un certo nutriente, cibo, o una combinazione di alimenti per promuovere la perdita di peso facile.

Quando si seleziona un prodotto o un programma per la perdita di peso raccogli quante più informazioni trovi.

Perdita di peso sano

Per una sana perdita di peso, la maggior parte degli esperti raccomanda una combinazione di modelli alimentari sani e regolare esercizio fisico. Un medico dovrebbe essere consultato per sviluppare un piano di perdita di peso su misura per l'individuo. Non importa quale sia la ragione, ma il successo della perdita di peso e una sana gestione del peso dipendono da obiettivi e aspettative ragionevoli. Per una perdita di peso sana e sicura, cerca di non superare il limite di due chili a settimana. È la tua tabella di marcia completa per garantire una perdita di peso permanente e uno stile di vita sano per sempre.

Programmi

Con così tanti programmi sulla perdita di peso sul mercato, la sfida è trovare quella che si adatta al tuo stile di vita. Quando si indaga sui prodotti o programmi di perdita di peso, attenzione ai costi elevati, alle pressioni per l'acquisto di alimenti speciali o pillole e ai reclami fraudolenti. Volete programmi che sono

progettati per produrre perdita di peso ad una media di circa due chili alla settimana?
Ci sono tre tipi di programmi di perdita di peso:

1. Programmi non clinici

2. Programmi clinici

3. Programmi fai-da-te

1. Programmi di perdita di peso non clinici

Questi programmi di perdita di peso possono essere gestiti commercialmente o meno, ad esempio attraverso una catena di perdita di peso di proprietà privata. Questi programmi di perdita di peso utilizzano consulenti (che di solito non sono fornitori di assistenza sanitaria e possono o non possono avere una formazione) per fornirti servizi.

2. Programmi di perdita di peso clinici

Questo tipo di programma per perdere peso potrebbe o non potrebbe essere commercialmente di proprietà. Questo può essere di qualsiasi tipo, dai farmaci da prescrivere, ai seminari di ipnosi ad interventi gastrici, agli esperimenti di perdita di peso.

A. Prescrizione di farmaci per la dieta
Molti farmaci dietetici con prescrizione medica hanno effetti collaterali e possono non funzionare per la perdita di peso a lungo termine. Pillole di Phentermine sono un esempio di un farmaco per la perdita di peso. Meridia è un farmaco per la perdita di peso che, se usato insieme ad una dieta a ridotto contenuto calorico, ti aiuterà a ridurre il peso. Ma non sono le pillole che manterranno il tuo peso. E' la tua scelta di usarlo in combinazione con un piano di dieta a ridotto contenuto calorico, e se si aggiunge l'esercizio fisico, la quantità di perdita di peso aumenterà notevolmente!

B. Programmi di ipnosi

"Weight Release" è il numero uno nelle vendite e il programma di perdita di peso basato sull' ipnosi più efficace nel mondo. Quando si utilizza un programma personalizzato di perdita di peso la tua possibilità di perdere peso e tenerlo fuori aumentano. Un nuovo programma di perdita di peso mostra come chiunque può perdere peso con questo piano approvato. Ancora una volta, non si fa da solo, ma accoppiato alla determinazione e al desiderio e può aiutare le persone a perdere peso in modo sicuro e tenerlo fuori.

C. Chirurgia

Ecco perché la chirurgia di bypass gastrico tende a produrre una maggiore perdita di peso rispetto ad altri interventi bariatrici. Solo il tuo consulente medico personale può darti consigli accurati sul fatto che la chirurgia per la perdita di peso sia una buona opzione per te. Facendo questo otterrai tutti i benefici di chirurgia di perdita del peso compreso il rischio ridotto di diabete, di colesterolo, di malattia di cuore e di cancro. Questa opzione, conosciuta come chirurgia bariatrica, può provocare una perdita di peso drammatica. La chirurgia bariatrica è un altro tipo di chirurgia di perdita di peso che è diventata la scelta popolare per il trattamento dell'obesità morbosa. Ma dovrebbe essere utilizzata solo in condizioni estreme e sotto il suggerimento di almeno uno o più medici professionisti. (Personalmente cercherei sempre una seconda opzione al rischio e ai benefici prima di prendere in considerazione una misura così estrema).

D. Campi di perdita di peso

Il campo Shane è il più antico dei campi residenziali per la perdita di peso in America. È un campo estivo per la perdita di peso dove i bambini in sovrappeso sono felici di stare. Il Camp Shane è uno dei più noti campi per la perdita di peso, è di proprietà e diretto dalla famiglia Ettenberg. Funziona esattamente come un campo tradizionale senza concentrarsi indebitamente sulla perdita di peso come un problema. Il Camp Shane è un campo per la perdita di peso dove ci si sente a proprio agio, benvenuti e buoni con se stessi!

3. Programmi fai-da-te e programmi gratuiti

Ci sono tonnellate di programmi di perdita di peso libero, ricette, oltre i supplementi di erbe e le risorse enorme di esperti e ricerche sulla perdita di peso disponibili su Internet! Trova il piano giusto per te, ma seguirlo è una sfida. Inoltre, sperimentare con le erbe cinesi e gli integratori da banco può essere molto pericoloso! Deve essere usata estrema cautela quando si cerca di progettare il proprio piano dietetico.

Suggerimenti da considerare prima di iniziare un piano dietetico

Consulta il tuo medico per consigli sui rischi per la tua salute in generale e chiedi quali sono le opzioni migliori per te per perdere peso.
Il raggiungimento di una perdita di peso sostenuta e i miglioramenti di salute che la accompagnano richiedono cambiamenti che possono essere mantenuti a lungo termine. I farmaci prescritti per la perdita di peso devono essere utilizzati solo se si rischia di avere problemi di salute causati dal proprio peso.

I medici ti diranno che la maggior parte dei prodotti per la perdita di peso sul mercato sono delle truffe. Molti prodotti mostrano risultati rapidi nella perdita di peso dei liquidi e della massa muscolare. Ma farlo in modo sano è di solito una sfida.

Una perdita di peso veloce o facile non è la risposta all'obesità. A causa della complessità della perdita di peso, del guadagno e della manutenzione, le promesse di una perdita di peso rapida e senza sforzo non hanno alcun valore. La perdita di peso lenta è l'approccio più sicuro e più efficace. Molti che cercano di perdere peso fanno continuamente fatica a trovare un metodo di perdita di peso efficace.

La soluzione che ho trovato è Weight Watchers. Si può mangiare tutto ciò che si vuole mangiare, rimanere all'interno di alcune linee guida di base e la ragione per la quale funziona meglio è perché non ti senti privato. Prova semplicemente a stare con esso per 8-12 settimane e vedi il primo 10% del tuo peso corporeo che se ne va. Poi decidi dove vuoi veramente stare.

Stabilisci questo obiettivo e inizia ad andare avanti passo dopo passo. Potresti essere sorpreso di sapere che non è quello che mangi, ma quello che non mangi a causare i tuoi problemi di perdita di peso.

IL MIGLIOR MODO POSSIBILE PER

PERDERE PESO

Molti usciranno e compreranno il giornale e le notizie più calde e più chiacchierate saranno quelle sulla dieta. Altri entreranno in una palestra, assumeranno un personal trainer o assumeranno un nutrizionista. Alcuni cercheranno un ipnoterapeuta in questa ricerca per la perdita di peso. Analizziamo i pro e i contro di ciascuno, e poi ti darò un'idea di quale sarebbe l'approccio migliore da realizzare.

Mi metto a dieta. Questa è la mossa peggiore che si possa fare se si sta cercando di perdere peso e tenerlo lontano. Se si vuole perdere peso abbastanza velocemente e non ti preoccupa riprenderlo tutto indietro, allora può essere giusto per te. Ma la gratificazione nel perdere peso in breve tempo porterà scompiglio nel tuo corpo e nella tua mente, sia fisicamente che psicologicamente.

In uno studio governativo è stato dimostrato che oltre il 96% delle persone che si mettono a dieta falliscono dopo 6 mesi. In un altro studio è stato dimostrato che le persone che si sono messe a dieta hanno guadagnato più peso in un periodo di 3 anni rispetto a quelle che non si sono messe a dieta. Ed entrambi i gruppi avevano lo stesso peso all'inizio.
Così ci diciamo: "Perché mai qualcuno dovrebbe mettersi a dieta". Beh, l'industria delle diete spende miliardi di dollari ogni anno in entrate pubblicitarie per farti credere che il loro prodotto funzionerà. Lavorano molto duramente per produrre potenti

emozioni di paura, lussuria e avidità per i suoi spettatori. Di conseguenza, i consumatori spendono quasi 40 miliardi di dollari ogni anno per prodotti di cui è dimostrata l' inefficacia. Quindi, togliamoci dalle scatole le diete.

Mi metto a fare ginnastica. Non c'è niente di sbagliato nel fare ginnastica, finchè hai le giuste aspettative. Uno studio ha dimostrato che oltre il 90% delle persone che si trovano in una palestra non hanno idea di ciò che stanno facendo una volta arrivati lì. Quindi paghi tra i 50,00 e i 100,00 euro al mese, ci vai poche volte e non torni mai indietro e nel frattempo, nella maggior parte dei casi, sei vincolato a un contratto di un anno.

Se sei già in buona forma e sei meno del 10% delle persone che sanno cosa fare, allora la palestra può fare al caso tuo. Ma, se sei il restante 90% delle persone, capisci che le palestre si basano sul fatto che non saprai cosa stai facendo una volta che ci arriverai. Assumerai un personal trainer perché potresti farti male, potresti vedere pochi risultati. In entrambi i casi, la palestra ci guadagna.

Assumi un personal trainer. Questo potrebbe essere un investimento incredibile, a patto che trovi il Personal Trainer o la Personal Training Company giusta. Purtroppo, gli standard dei Personal Training Industry sono estremamente bassi. Recentemente sono stati fatti dei tentativi per migliorare gli standard e sta funzionando; tuttavia troppi formatori stanno ancora fallendo. Al giorno d'oggi ci si può definire Personal Trainer dopo aver seguito un corso online di un giorno e aver ottenuto una certificazione.

Un personal trainer con esperienza può aiutarti a ottenere risultati in modo rapido e sicuro. Hai solo bisogno di essere sicuro che stai lavorando con la persona o la compagnia giuste. Alcune delle cose migliori da chiedere ad un potenziale trainer sono:

1. Quali sono le tue esperienze e le tue credenziali?
Insisti su un professionista altamente qualificato nel campo della fisiologia del movimento. Oggi ci sono letteralmente centinaia di

agenzie di certificazione della formazione personale, la maggior parte delle quali non richiede un'esperienza pratica o un esame e una valutazione completa. Le certificazioni che noi riconosciamo come accettabili sono: il diploma nazionale rilasciato dall'Istituto superiore di educazione fisica, i corsi riconosciuti dal CONI.

Un personal trainer deve avere anche esperienza sul campo. Ciò che rende un personal trainer accettabile è la sua capacità di gestire e preparare programmi per persone di tutte le età, taglie e con eventuali disabilità. Questo non viene solo da una formazione vera e propria, ma anche dall'esperienza maturata con molti clienti diversi.

2. Sei assicurato?
Le statistiche mostrano che l'85% di tutti i personal trainer che operano con il proprio nome non hanno un'adeguata assicurazione di responsabilità civile professionale. Questo non solo dimostra una totale mancanza di rispetto per l'integrità del Personal Training Industry, ma anche una mancanza di professionalità per il personal trainer o l'azienda.

3. Da quanto tempo sei nella professione?
Questo è molto importante. La maggior parte dei personal trainers lavora a part time per una società o costituisce un' impresa individuale che si impegna a sbarcare il lunario. L'ultima cosa che vorrai è vedere risultati sorprendenti con un allenatore che alla fine scopre di dover trovare un altro lavoro perché non ha abbastanza entrate.

Trova un allenatore esperto che abbia fatto questo lavoro per almeno 2 anni, o trova una società di personal trainer che sia stata nel business per oltre 5 anni. Assumendo una compagnia, se un allenatore si dimette o diventa irreperibile, è più che probabile che abbia qualcun altro che intervenga, in modo che non si perda il ritmo.

4. Come misurerai i miei progressi?
Qualsiasi personal trainer che voglia farti vedere i risultati e attenersi al programma ti offrirà un qualche tipo di valutazione

della forma fisica e di controllo dei progressi. Questo è un elemento molto importante per un programma di allenamento personale. La maggior parte delle persone vuole vedere non solo visivamente, ma anche sulla carta in cosa stanno spendendo i loro soldi.

5. Qual è la tua disponibilità?
Uno degli elementi chiave per ottenere i risultati è la coerenza. Quando si assume un personal trainer o una società di personal training, una considerazione importante è la disponibilità e la flessibilità del trainer o della società. Se hai bisogno di riprogrammare un appuntamento, l'allenatore o l'azienda dovrebbe avere la flessibilità di riprogrammare l'appuntamento ad un orario appropriato, o avere un altro allenatore disponibile per riempire il tuo giorno libero.

6. Quali sono le vostre tariffe e condizioni?

Uno dei motivi per cui il personal trainer non si classifica con altri professionisti del settore in termini di rispetto e credibilità è il fatto che troppi si svendono. Già negli anni '70 i centri benessere offrivano gratuitamente la formazione personale.

Oggi è possibile trovare un personal trainer per un costo compreso tra i 40,00 e i 300,00 euro a sessione. Il punto è che si ottiene ciò per cui si paga. Se cerchi un personal trainer a basso costo, 9 volte su 10 otterrai un individuo meno esperto che rischia di dover cambiare carriera.

D'altra parte, se ti imbatti in un trainer che fa pagare tariffe molto alte, non solo dovrebbe avere molti anni di esperienza, ma anche qualcos'altro da offrire oltre alle sole istruzioni di esercizio.

Mentre l'assunzione di un Personal Trainer può darti enormi vantaggi, fai attenzione a chi inviti a casa tua e nella tua vita. Assicurati che il Personal Trainer o la Società sia rispettabile, sia assicurato, sia stato in attività per un buon periodo di tempo, addebiti una quota adeguata e possa fornire le proprie credenziali.

FORMAZIONE SULL'IPNOSI

L'addestramento all'ipnosi è offerto da tutta una serie di ipnotizzatori e può essere molto difficile distinguere il buono dal cattivo. Qui descriverò 10 aree essenziali che qualsiasi programma di formazione all'ipnosi decente dovrebbe coprire. Saprai quindi come individuare il miglior corso di formazione sull'ipnosi. Ora guardami negli occhi.

Ma prima di andare, prenditi un momento per pensare alle ragioni per cui stai pensando di fare un corso di ipnosi. Molte persone sono interessate a usare l'ipnosi solo per un motivo molto specifico. Tale motivo può essere la perdita di peso. Non ti consiglierei di spendere tempo e denaro per allenarti alle tecniche di ipnosi se tutto quello che vuoi fare è perdere peso. Sarebbe meglio vedere un ipnotizzatore professionista esperto in questo tipo di lavoro.

Tuttavia, se vuoi imparare l'ipnosi per usarla nella vita di tutti i giorni per aiutarti a ottenere risultati migliori nei tuoi rapporti con le persone (spesso chiamata ipnosi conversazionale) continua a leggere per scoprire cosa dovrebbe comprendere qualsiasi corso di ipnosi degno di nota.

Prima di tutto, il corso dovrebbe coprire l'ipnosi conversazionale. Questo dovrebbe includere come valutare lo stato d'animo di qualcuno e il suo atteggiamento nei tuoi confronti. Dovrebbe poi spiegare come rimuovere i pensieri negativi e stabilire pensieri positivi, permettendoti di ottenere il massimo dalle tue conversazioni e negoziazioni, commerciali e private. Dovrebbe anche spiegare come mantenere l'attenzione per un periodo prolungato fino a raggiungere ciò che si vuole.

Dovrebbe essere incluso il riconoscimento dei rapporti e dei segnali. Il rapporto ipnotico attira le persone verso di te, senza che se ne rendano conto, e le fa sentire desiderose di aiutarti. Dovrebbe anche aumentare la tua consapevolezza mentale e la tua capacità di leggere il modo in cui le persone pensano.

Il linguaggio ipnotico è un prerequisito di qualsiasi addestramento all'ipnosi. Questo dovrebbe insegnarti a far funzionare le tue conversazioni ipnotiche senza problemi, poiché introduci le parole ipnotiche in modo naturale e tranquillo. Senza entrare nei dettagli, il linguaggio ipnotico dovrebbe anche insegnarti la tecnica dell'accordo verbale, la tecnica del piggy-back, la tecnica della plausibilità e la tecnica dei ponti linguistici. Dovrebbero essere incluse anche le seguenti abilità e arti: andare per primi, spremere il significato, l'enfasi, il ritmo e il tono, la voce in trance e le tre tonalità.

La quarta area che dovrebbe essere inclusa è la tecnica dell'autorità. Come indicato dal nome, questo modulo di formazione all'ipnosi ti metterà al controllo di qualsiasi situazione sociale e ti permetterà di dirigere il flusso di idee uno a uno e in gruppo. Dovreste essere in grado di imparare a seminare idee ipnotiche che agiscono come un'idea dormiente nella mente del tuo soggetto.

In seguito, cerca una formazione su come controllare i grilletti emotivi che a loro volta decidono le immagini e i sentimenti interiori delle persone senza che se ne rendano conto. Questa tecnica di induzione dello stato ti permetterà persino di far dimenticare a una persona ciò a cui ha appena pensato ed è estremamente potente.

L'addestramento avanzato del linguaggio ipnotico dovrebbe includere parole calde, linguaggio di precisione e come scoprire le parole dello stato di trance di un individuo.

La settima area da cercare è la resistenza alla rottura con la narrazione. Le storie possono facilmente aggirare le obiezioni coscienti se gestite correttamente e possono incorporare le parole dello stato di trance. Attenzione alla narrazione isomorfa.

Imparare a condurre le induzioni alla conversazione è molto importante. Questa tecnica permette di comunicare direttamente con la mente inconscia. Dovrebbe includere una spiegazione approfondita delle somiglianze e delle differenze tra i due stati di trance di base.

Il controllo della cornice non deve essere trascurato. Una cornice controlla ciò che qualcuno ti sente dire. Se si può controllare il contorno, si può controllare ciò che si sente. Questa non è una tecnica facile da padroneggiare, ma non dovrebbe mai essere esclusa da un addestramento all'ipnosi decente.

Cerca una sezione in profondità sulle formule di ipnosi conversazionale. Ci sono così tante formule diverse che vale la pena assicurarsi che il corso ne copra il maggior numero possibile.

Auto Ipnosi

Il potere e la capacità del profondo

Il potere della mente e del subconscio è la risposta per raggiungere un livello costante di accresciuta fiducia in se stessi? Non mi dispiace dirti che questo è stato un mio obiettivo da sempre. So che ci sono molti là fuori che desiderano raggiungere la loro forma desiderata attraverso la perdita di peso. Alcune persone sagge ti diranno che l'unico modo per raggiungere questo obiettivo a lungo termine è mangiare correttamente e fare attività fisica 3 volte per 20 minuti di sessioni di attività su base settimanale.

A me tutto ciò sembra buon senso, ragionevole e sicuramente tutti lo sanno. Questo è il motivo per cui le persone rientrano nei seguenti gruppi;

Gruppo 1: le persone perdono centinaia di chili e non li riprenderanno.

Gruppo 2: queste persone perdono, diciamo, anche più peso del Gruppo 1 e solo per avere svolto tutto il loro duro lavoro si riprendono tutto il peso.

Gruppo 3: queste persone perdono poco peso e se lo riprendono raddoppiato e in casi estremi anche perfino triplicato rispetto al peso che hanno perso inizialmente. Finiscono depressi e meno in salute di prima.

Quindi, mi chiedo cosa rende possibile per alcuni perdere peso e non riprenderlo, mentre altri non riescono a perderlo o forse lo perdono ma lo riprendono tutto indietro e in alcuni casi più di prima! Sono sicuro che questa è una domanda alla quale tutti vogliono una risposta. Ci sono quelli che sono del parere che la risposta sia davvero molto semplice.... ci crederesti?

Ora, io non sono un esperto in materia di immaginazione, ma ecco alcune delle mie scoperte. Mi fido del fatto che tu sia una persona intelligente per decidere da sola.

Ecco... il processo di cambiamento del tuo stato d'animo, della tua concentrazione, della tua salute, del tuo corpo ecc. deve iniziare nel profondo. In caso contrario, non importa che cosa tenterai di fare, perché fallirà, perché ti convertirai al tuo tipo di condizionamento mentale. Cosa significa tutto questo in termini semplici. Beh, diciamo che non puoi cercare rimedi esterni, insegnamenti (libri, audio, ecc.) per fare il lavoro al posto tuo. Gli elementi esterni possono solo aiutare ciò che è già radicato nel profondo del tuo subconscio fin dall'inizio.

Un aspetto importante da tenere presente è che le informazioni che accompagnano gli ausili da te impiegati devono essere accurate. Altrimenti sprecherai il tuo tempo e i tuoi sforzi in risorse che non possono aiutarti a raggiungere il tuo obiettivo. Il pericolo è che pensi che l'intero processo sia difettoso quando in realtà il processo va bene: le informazioni erano in realtà difettose per lo scopo per cui le hai utilizzate.

Qui c'è qualcosa a cui potresti o non potresti aver pensato nello schema delle cose. Diciamo che c'è un'alta offerta di un particolare articolo ma pochissime persone lo vogliono, è lecito supporre che il prezzo sarebbe quindi basso. D'altra parte, diciamo che un altro articolo ha poca offerta ma la domanda è alta, per questo motivo anche il prezzo di valore è alto. Studiando l'industria della perdita di peso e delle diete, molti credono che oggi sia grande come non lo è mai stato... infatti alcuni azzarderebbero un'ipotesi ancora più grande (solo il cielo sa quanto sia grande!). Questo naturalmente ci porta a determinare che una quantità sostanziale di persone sta acquistando articoli per aiutare la loro dieta, la perdita di peso e gli obiettivi di salute personale.

Perché allora sentiamo continuamente le notizie che dicono che l'obesità è in aumento da molti anni e non mostra alcun segno di diminuzione? Quindi, questo può significare solo milioni di dollari di vendite pompate nell'industria. Potresti vederla in questo modo: più l'obesità non riesce a diminuire, più soldi l'industria è pronta a guadagnare.

Vediamo un altro punto di vista. Se, ad esempio, uno dei cosiddetti aiuti miracolosi ha funzionato - per miracolo si intende che non c'è stato alcuno sforzo da parte tua - questo viene spesso ribadito negli slogan pubblicitari e nelle confezioni. Tutto aumenterebbe fino a quando centinaia e migliaia di persone non si sarebbero messe in forma. Poi ... la domanda a un certo punto inizierebbe a scomparire un po' e si avrebbe una situazione di abbondanza di offerta con poca domanda, che si tradurrebbe in un'enorme perdita di prezzo di vendita. Il che significa meno opportunità per i produttori di realizzare un sano profitto.

Quindi - si potrebbe obiettare - per mantenere lo status quo di cui l'industria ha bisogno per fornire prodotti che ci fanno desiderare e di cui abbiamo bisogno senza raggiungere gli obiettivi desiderati, creano profitto. In altre parole, fornisce aiuti che chiaramente non funzionano o che hanno pochi o brevi risultati a breve termine. Cinico lo so, ma è sicuramente un punto di vista... Come ho detto prima, sei una persona intelligente e hai la capacità di decidere da solo.

Quindi, qual è il vero modo per raggiungere gli obiettivi desiderati? Spesso è il ritorno all'essenziale.

Esercitarsi e mangiare il cibo giusto. Ma ti sento piangere - Se è così semplice, perché sempre più persone non vedono o non credono che questa sia la vera via da seguire? Bene, questo ci riporta in cima... per raggiungere qualsiasi obiettivo (o obiettivi) di cui abbiamo bisogno, in primo luogo occorre iniziare "dall'interno" e in secondo luogo utilizzare i giusti aiuti genuini per far leva sui nostri sforzi.

Il Lato Pericoloso Dell'ipnosi

L'ipnosi si è fatta una cattiva reputazione. Tutti abbiamo visto spettacoli in cui qualcuno viene trascinato sul palco e, sotto ipnosi, fa cose folli e imbarazzanti. Questo è puro show business. Gli ipnotisti del palcoscenico sono addestrati a individuare le persone suggestionabili in un pubblico e questo, insieme al desiderio di conformarsi e di adattarsi, produce lo spettacolo. Questo non ha niente a che fare con l'ipnosi e ci sono alcuni miti che possono essere infranti subito.

-Non si può essere ipnotizzati senza il proprio consenso o consapevolezza;
-Non si perde il controllo;
-L'ipnosi non può farti fare qualcosa che non vuoi fare.
L'ipnoterapia è uno strumento molto potente che si può usare per ogni sorta di cose. La cosa fondamentale dell'ipnosi è che devi fidarti del tuo terapeuta. L'ipnosi può essere considerata come uno stadio di rilassamento molto profondo. È uno stato altamente focalizzato, come la meditazione o il sogno ad occhi aperti. In questo stato è molto più facile bypassare la tua mente critica e cosciente. Se non ti fidi del tuo terapeuta, una parte di te opporrà sempre resistenza.

Un ipnoterapista esperto può aiutarti a raggiungere facilmente gli obiettivi che ti sei prefissato. Abbiamo tutti sentito parlare dell'ipnosi per la perdita di peso, ma può essere usata per qualsiasi cosa, dallo smettere di fumare, al superamento del rossore, dando suggerimenti che vanno direttamente al tuo subconscio. In questo modo sono più efficaci e potenti.

Non riesco a capire perché qualcuno dovrebbe privarsi della meravigliosa e potente esperienza del rilassamento, ma se senti che non vuoi fidarti di qualcun altro per metterti in quello stato, allora ci sono altre opzioni a tua disposizione.

Se vuoi procedere con l'ipnoterapia, allora avrai probabilmente bisogno di fare diverse sedute. Una sessione può funzionare, ma dato che spesso cambiano le abitudini e le routine impostate nel corso della vita, può essere necessario fare più di una sessione. Ciò significa che il costo può essere un ostacolo in quanto può essere costoso continuare a vedere un ipnoterapista.

Modi Efficaci Per Perdere Peso

Al fine di ridurre il tuo peso e vivere una vita più sana non è necessario fare grandi cambiamenti nel tuo stile di vita per creare cambiamenti duraturi. Tutto ciò che serve è apportare piccoli cambiamenti in modo coerente per creare un successo senza limiti. In questo capitolo condividerò con te 3 semplici ed efficaci consigli per ridurre il tuo peso che non richiedono grandi cambiamenti nello stile di vita.

Suggerimento n. 1 Bevi più acqua:

Capisco che questo sia stato suggerito migliaia di volte, ma deve essere ricordato di nuovo perché l'acqua è veramente un miracolo della natura come soluzione per perdere peso. Ecco perché. La maggior parte delle persone è gravemente disidratata a causa del consumo di quantità eccessive di soda, caffè o alcolici. Il corpo va in modalità di sopravvivenza e comincia a trattenere l'acqua. Il corpo non ha bisogno di molto cibo per vivere, ma ha bisogno di acqua per sopravvivere, quindi se non ne riceve abbastanza viene immagazzinata. Ho avuto clienti che hanno perso fino a 30 chili semplicemente eliminando la soda e bevendo più acqua. Quando il corpo sa che sta ottenendo la quantità di acqua richiesta ogni giorno, rilascerà i liquidi trattenuti nel corpo perché non è più necessario. Dopo un breve periodo di tempo noterai che l'acqua ti ha aiutato a ridurre il peso, ha tolto centimetri della tua vita, e i tuoi vestiti si adattano meglio al tuo corpo.

Suggerimento n. 2 Creare un'area di ristorazione designata:

Se avete una sfida con lo spuntino durante il giorno o la sera, c'è una facile soluzione. Invece di cercare di limitarsi a cibi o spuntini, il che crea solo un desiderio più forte di cibi, concediti il permesso di mangiare ciò che desideri, a patto che tu segua una sola regola. La regola è che si deve mangiare in un'area apposita senza distrazioni come la TV, un libro o un computer. Designare un'area di ristoro come il tavolo della cucina o la mensa al lavoro riduce drasticamente le calorie, riduce il costo del cibo e aiuta a ridurre il peso. La ragione per cui questa è una cosa importante da fare è che consumiamo tante calorie senza cervello, mangiando davanti alla tv, al computer, mentre cuciniamo o facciamo altre attività.

Mangiamo senza pensare e quando ce ne rendiamo conto l'intero sacchetto di patatine viene divorato. Questo comportamento inconscio non è fatto per fame, ma per un attaccamento emotivo al cibo. Per questo possiamo mangiare tanto davanti alla TV e non sentirci mai sazi. Mangiare o fare uno spuntino non può risolvere le emozioni che proviamo e non farà altro che appesantire il nostro corpo. Per eliminare questo comportamento inconscio, concediamoci il permesso di mangiare quello che ci piace nel nostro ristorante preferito e liberiamoci dalle distrazioni. Cerca di essere pienamente presente con il cibo e concentra la tua attenzione sul mangiare. Scoprirai rapidamente che il sacchetto di patatine perde rapidamente il suo fascino se riusciamo a fare uno spuntino con consapevolezza davanti alla TV o al computer.

Suggerimento n. 3 Fai autoipnosi

Al fine di apportare cambiamenti a lungo termine al tuo peso e vivere uno stile di vita più sano, è molto importante condizionare la tua mente al successo. Quando parli con persone che hanno avuto successo nell'eliminare il peso e l'hanno mantenuto, ti diranno che avevano bisogno di cambiare il loro rapporto con il cibo e che cosa il cibo significava per loro. L'autoipnosi è un modo potente ed efficace di ricondizionare la mente per avere una percezione sana del cibo, per creare comportamenti che supportino uno stile di vita sano e aumentino la tua autostima. Il modo più semplice per praticare l'autoipnosi è quello di prendersi qualche minuto per rilassarsi e poi fornire alla mente suggerimenti positivi ed edificanti.

Il momento ideale per questo è al mattino e mentre si è sdraiati a letto prima di addormentarsi. Ci sono i momenti migliori per praticare l'autoipnosi perché le nostre onde cerebrali in questi momenti sono naturalmente nello stato autoipnotico e la mente subconscia ha aumentato la ricettività alle suggestioni. Quindi, prima di alzarsi dal letto la mattina o prima di addormentarsi, prenditi qualche momento per chiudere gli occhi e dare a te stesso dei suggerimenti positivi che sostengano i tuoi obiettivi e le tue intenzioni. Puoi darti una varietà di suggerimenti o semplicemente ripetere lo stesso esercizio almeno dieci volte, proprio come un mantra. Ecco alcuni esempi di suggerimenti positivi per la riduzione del peso:

Mangio meno e mi sento più sazio.
Ogni giorno faccio scelte salutari e costanti.
Più acqua bevo e più il peso si lava via.
I cibi sani sono deliziosi e sostengono il mio stile di vita sano.
Amo me stesso e la mia decisione di essere più sano.

Se segui questi semplici consigli ti stupirai dei risultati che si presentano nella tua vita. Per ridurre il tuo peso, non hai bisogno di apportare modifiche estreme al tuo stile di vita, ma devi solo concentrarti sulle cose semplici che fanno una grande differenza. Adesso è arrivato il momento di vivere la vita sana che desideri!

OTTIMI CONSIGLI PER ELIMINARE

LE TUE VOGLIE ALIMENTARI

Non è un segreto che la dieta può essere impegnativa. Le voglie di cibo possono rendere questo rituale di perdita di peso ancora più difficile, mentre le restrizioni dietetiche rendono le voglie peggiori. Ecco alcuni consigli per aiutarti a superare le voglie in modo da poter perdere peso più facilmente.

Fai colazione! Quando salti la colazione, il tuo corpo è essenzialmente in preda alla fame quando arrivi al lavoro, mandandoti alla disperata ricerca di zucchero e questo rende quasi impossibile rinunciare a quelle brioche e alle ciambelle. Al mattino, prepara un frullato veloce con potere proteico o un piatto di farina d'avena precotta che ti faccia arrivare fino a pranzo..

Tieni un diario! Puoi monitorare ciò che metti in bocca per notare modelli e voglie, ma dovresti anche registrare ciò che il tuo corpo sente e fa. Nota e annota quando hai reazioni come bruciore di stomaco, eruzioni cutanee, emicranie, disturbi digestivi, acne, difficoltà di sonno, ecc.... Comincerai a notare quali sono gli alimenti che ti causano disagio. Elenca i momenti della giornata in cui hai delle voglie, le emozioni che provi in quel momento, i cibi che desideri, e cosa e quanto hai mangiato. Naturalmente puoi anche registrare le misure del tuo corpo e il numero sulla bilancia.

Dimenticati quando hai esagerato! Ora vai avanti e segui la tua scansione alimentare con almeno cinque pasti e spuntini salutari che ti garantiranno un'alimentazione corretta per oltre l'80% del tempo.

Lontano dagli occhi, lontano dalla mente è il modo migliore! È più probabile che tu ceda al desiderio quando l'oggetto che desideri è a portata di mano. Getta via il cibo spazzatura e rifornisci il tuo frigorifero di snack salutari, come: noci, semi, frutta, verdure, formaggi a basso contenuto di grassi, tonno, carne magra e pesce. Quando vai a fare la spesa, resisti alla tentazione di mettere nel carrello cibi allettanti... e, naturalmente, non andare mai a fare la spesa quando sei affamati!

Non farti venire troppa fame! Se salti i pasti, prima o poi ti viene così tanta fame che finisci per mangiare troppo per compensare. È in questo stato di fame estrema che si tende a desiderare cibi come le barrette di cioccolato. Mangiare più pasti durante il giorno può aiutare a controllare le voglie e il consumo di cibo per abbuffarsi!

Imposta il timer! Quando una voglia colpisce aspetta un'ora... e quando i tempi sono finiti, se vuoi ancora quella cosa che brami, conceditene una piccola quantità. Durante quell'ora, trova qualcosa per occupare il tempo: pulisci l'armadio, vai a fare una passeggiata, lavora su un progetto, o qualsiasi cosa che ti distragga in modo da non guardare l'orologio. La maggior parte delle voglie durano solo 30 minuti, quindi quando passa l'ora, potresti aver superato la brama.

Un biscotto è un biscotto! Smettila di prenderti in giro. Anche tutti i biscotti naturali fatti con dolcificanti naturali si sommano al peso e aumentano lo zucchero nel sangue proprio come gli zuccheri bianchi. Se vuoi mangiare un biscotto, quelli con i dolcificanti naturali come il miele o l'agave sono la scelta migliore, ma fai in modo che il fatto che siano "naturali" non sia una scusa per mangiarli.

Hai davvero fame? Quando ti è venuta una voglia, immagina di sederti davanti a una grossa e succosa bistecca (se mangi carne, naturalmente). Se hai veramente fame, la bistecca ti sembrerà buona e dovresti mangiare uno spuntino o un pasto sensato.

Cambia il tuo ambiente! A volte il desiderio è provocato dal tuo ambiente. Alzati e vai a fare una passeggiata o semplicemente vai in un'altra stanza. Anche fare stretching alla scrivania può distogliere l'attenzione dal desiderio.

Riduci lo stress e l'ansia! I carboidrati aumentano i nostri livelli di serotonina ormonale, che ha un effetto calmante, quindi, il desiderio di cibo può sorgere per soddisfare le esigenze emotive. Recenti ricerche suggeriscono che la combinazione di grassi e zuccheri può anche avere un effetto calmante, il che spiega perché di solito si ha voglia di cibi che contengono grassi, zuccheri o entrambi. Il sonno è il modo numero uno per ridurre lo stress, quindi assicurati di riposare a sufficienza. Cerca i diversi modi per ridurre lo stress e l'ansia per aiutare ad eliminare le voglie di carboidrati.

Scambia i carboidrati! Poiché i carboidrati possono calmare un corpo stressato, prova a nutrirti con i "carboidrati intelligenti". Cereali integrali, fagioli, frutta e verdura danno al tuo corpo i carboidrati di cui ha bisogno, insieme al potere nutritivo duraturo di fibre, sostanze fitochimiche, vitamine e minerali. Sostituisci il pane sul tuo sandwich con quello integrale. Desideri una torta al cioccolato? Preparala da zero, sostituendo la farina integrale con metà della farina bianca e un dolcificante naturale con metà dello zucchero.

Mangia con varietà! Gli studi hanno suggerito che fare una dieta priva di varietà può portare ad avere più voglia di cibo.

Pulisci il tuo palato. Quando hai una voglia, lavati i denti, fai i gargarismi con il colluttorio e mastica la gomma da masticare. Niente ha un buon sapore dopo che avete quel gusto alla menta in bocca. Inoltre, se lo fai dopo averlo mangiato ti impedirà di averne ancora voglia.

E' permesso un po' di cioccolato? Il cioccolato stimola il rilascio di serotonina, che agisce come antidepressivo. Naturalmente, questa non è una buona scusa per lasciarsi andare al cioccolato... ma una quantità molto piccola può essere prescritta anche dal medico.

Muovi il corpo!
L'esercizio fisico moderato frena quasi miracolosamente le voglie.

Prendi i tuoi integratori! Gli integratori nutrizionali possono aiutare con le voglie, perché molte voglie sono causate da una carenza. Un desiderio acuto e intenso di solito significa che il tuo corpo è carente di alcuni nutrienti essenziali. Può essere una vitamina o un minerale particolare o se si sta avendo una risposta ipoglicemica a un pasto ad alto contenuto di zucchero, può essere il glucosio che il tuo corpo richiede.

Se hai voglia di cibi salati/grassi, potresti avere una carenza di minerali. Si è scoperto che la mancanza di potassio, calcio e ferro fa sì che i soggetti del test divorino il sale da cucina. Quindi, ne consegue logicamente che una dieta ricca delle vitamine e dei minerali necessari eliminerà la maggior parte delle voglie.

È colpa delle diete! Le restrizioni dietetiche peggiorano decisamente le voglie. Può essere sicuro cedere alle voglie alimentari se sei il tipo di persona che può accontentarsi di un solo bacio al cioccolato o di qualche patatina. Se il tuo livello di controllo è oltre e mangeresti l'intero sacchetto di baci e/o patatine, è meglio capire come superare le voglie.

Magari acquista una sola fetta di torta invece di una intera, o compra un biscotto con gocce di cioccolato invece di una confezione intera.
Privare un goloso di dolci è la ricetta per il disastro. Non tagliare le cose in modo drastico con il rischio di fare un'abbuffata successivamente. Prova invece a destinare fino a un quinto delle tue calorie giornaliere al dolce di tua scelta. Fai un piccolo sforzo!

Opta per i dolci a basso contenuto calorico e a basso contenuto di grassi: hanno lo stesso sapore dei normali e probabilmente soddisferanno la tua voglia di dolci. I datteri sono naturalmente molto dolci, così come l'uva, le prugne, l'uva passa e i fichi secchi. Prova uno yogurt greco a basso contenuto di grassi. È più povero di zucchero rispetto ad altri yogurt magri, e si può mescolare con mirtilli o miele per insaporirlo. Quando hai bisogno di una dose di sale, prendi un sottaceto all'aneto.

Cura te stesso! Se ci prendiamo cura di noi stessi giorno per giorno, potremmo essere meno propensi a sentirci stressati, arrabbiati, infelici, e quindi meno propensi a desiderare cibi di conforto. Concediti gentilezza e sii creativi, concediti attività salutari, come un massaggio regolare, la lettura di un bel libro o un'escursione a piedi.

Fai amicizia! Sfogarsi con un amico è un modo molto più amichevole per alleviare lo stress piuttosto che dedicarsi al cibo.

VANTAGGI NEL PERDERE PESO

Quando si pensa di perdere peso, la maggior parte delle persone pensa alla dieta e/o all'esercizio fisico. Associano a queste idee una qualche forma di dolore. Il dolore deriva dall'attaccarsi al vecchio modo di fare mentre cercano di essere qualcuno di diverso. Essere liberi dal dolore richiede un impegno al 100% per un modo di essere alternativo. Molte persone conoscono un solo modo di fare le cose, ma, ad esempio, unendosi a qualche gruppo per la perdita di peso può essere un modo nuovo per affrontare un situazione pesante.

Ecco una lista di modi per perdere peso, che le persone hanno provato e che hanno funzionato per loro, all'interno di una organizzazione di auto sostegno alla perdita di peso.

Vantaggi (se il gruppo è gestito correttamente)

- sostegno da parte di altri membri del gruppo
- accesso a qualcuno che ha maggiori informazioni
- confronto quando serve
- più importante di tutti, un approccio educativo al cibo

Svantaggi

-Molti gruppi non sono gestiti correttamente in quanto gli organizzatori stessi rimangono in sovrappeso
- Occorre pagare ogni volta per partecipare
-Se lasci il gruppo inevitabilmente rimetterai il peso che avevi perso

Se trovi un buon gruppo, rimani con quello perché funziona, mia moglie ne è una testimonianza vivente, e l'ultima cosa che vuoi fare è riprendere tutti i chili persi, giusto?

Diete drastiche o diete sostitutive dei pasti:

Vantaggi

-veloce perdita di peso iniziale

Svantaggi

- Alcune persone hanno trovato questo tipo di dieta carente di molti elementi nutritivi

- La perdita di peso iniziale è per lo più fluida

- Tendenza a prendere chili persi in più, una volta che è ripartito il normale regime alimentare

Conteggio delle calorie

Vantaggi

- Meglio usare una sola parte di un programma educativo di riduzione del peso, piuttosto che la struttura completa di una dieta.
- Può essere fatto da solo

Svantaggi

- L'approccio rigido non consente eventi sociali (cene con amici, feste, ricevimenti, ecc.)

- La necessità di precisione è noiosa e richiede tempo

- Provoca spesso conflitti nelle relazioni strette a causa della pressione del tempo, se usato come unico metodo di dieta

Consulenza

Vantaggi

- Per un'ora alla settimana puoi parlare di ciò che ti dà fastidio
-Un eccellente strumento di apprendimento se applicato correttamente

Svantaggi

- Può essere costoso e spesso richiede molto tempo
- Possibile pericolo se stai pensando di vedere il consulente come un amico
- Alcuni consulenti non sono disposti a lasciare andare i clienti, se il cliente soddisfa un'esigenza del consulente
-Tassi di accesso molto ampi perché la vera consulenza non fornisce più di un minimo input terapeutico. I clienti spesso si rivolgono alla consulenza quando in realtà hanno bisogno di un approccio più direttivo per iniziare.

Ipnoterapia

Vantaggi

- Si basa sull'abilità del terapeuta e sull'atteggiamento e attitudine del cliente
-Può avere molto successo se usato correttamente
-Non è economico, ma la risoluzione può arrivare rapidamente

Svantaggi

- Può aggirare il processo di apprendimento consapevole e quindi può non essere trasferibile ad altre situazioni
-La ricaduta può verificarsi se l'autoipnosi non viene appresa

Esercizio

Vantaggi

-Eccellente come parte di un programma realistico di riduzione del peso
- Quasi ogni attività fisica che richiede un movimento ripetitivo delle braccia e/o delle gambe è una buona cosa, se fatta con moderazione
- Se fatto con gli altri come attività sociale, può costruire l'autostima

Svantaggi

-Richiede disciplina, specialmente se c'è pioggia, freddo o caldo.
- Non pratico per le persone estremamente obese
- Molto lento a produrre risultati se usato come unico metodo

Tuttavia, l'esercizio fisico rende i muscoli più forti, il che significa che diventano più pesanti. Quindi, anche se in realtà non si può perdere nulla, la situazione migliora e ci si sente meglio perché non si è in eccesso di peso.

Diete speciali

Le diete speciali come le diete monoalimentari, le diete ad alto contenuto proteico, le diete per il gruppo sanguigno e altre, sono spesso frutto di un'idea di qualcuno che è diventato molto motivato a ridurre il proprio peso. Ha funzionato per loro e può funzionare per voi.

Vantaggi

- Normalmente utilizza una dieta pianificata, spesso in un libro o in altro formato stampato, quindi è facile da capire.

-Alcuni sistemi possono aiutare ad eliminare la tosse e il

raffreddore comuni.

Svantaggi

-può essere abbastanza inflessibile, costoso o entrambi

- Alcune di queste diete sono nutrizionalmente scorrette

LINGUAGGIO IPNOTICO

Il linguaggio ipnotico è il linguaggio dell'influenza. Permette di cambiare la mente delle persone e di far fare agli altri ciò che si vuole solo attraverso il potere delle parole. È uno strumento psicologico più potente di una pistola o di un razzo, perché permette di catturare la mente e il cuore delle persone. Saranno disposti e desiderosi di fare quello che tu vuoi che facciano.

Il primo approccio sistematico di studio e analisi del linguaggio ipnotico è stato fatto da Richard Bandler e John Grinder, i fondatori della PNL (programmazione neurolinguistica). Hanno studiato da Milton H. Erickson, probabilmente il più grande ipnotizzatore del XX secolo. Il dottor Erickson poteva mettere le persone in stati di trance ipnotica profonda durante il corso di una normale conversazione. Era un vecchio amico che ti parlava del tempo in un bel giorno d'estate e prima che te ne rendessi conto, eri completamente in trance.

Il dottor Erickson usava l'ipnosi per scopi terapeutici. Ha aiutato persone a smettere di fumare, ne ha guarite altre con comportamenti ossessivi e abitudini ossessive e in generale ha permesso loro di guadagnare più controllo sulle loro vite.

Era un maestro del linguaggio ipnotico, ma lo ha fatto in un modo molto intuitivo. Ci è voluto l'approccio dedicato e sistematico di Bandler e Grinder per rendere possibile ad altri di duplicare i risultati di Erickson quando si lavora con l'ipnosi. Se si vuole studiare l'ipnosi, una delle cose più importanti da fare è studiare i modelli di linguaggio ipnotico. Si può pensare a modelli di linguaggio ipnotico come elementi di ipnosi, che si possono combinare per creare potenti effetti psicologici.

Un esempio di un modello di linguaggio è la "mancanza di indice referenziale". Qui, in sostanza, si dice: "Le persone possono imparare l'ipnosi molto rapidamente, date le giuste circostanze".

Nota che non abbiamo definito chi sono queste "persone". Per questo motivo l'ascoltatore riempirà da solo gli spazi vuoti ed essenzialmente "indovinerà", basandosi sulle proprie esperienze e convinzioni.

Questo si basa sul nostro innato desiderio di dare un senso alle cose. Tuttavia, questo permette anche a un ipnotizzatore esperto di guidarti attraverso processi psicologici che non vorresti mai che si avvicinassero. Ci sono dozzine di altri modelli di linguaggio ipnotico. Il modo migliore per impararli è scegliere uno schema ogni settimana, studiarlo e metterlo in pratica per tutta la settimana nella tipica conversazione quotidiana.

In questo modo, otterrai rapidamente una comprensione intuitiva e sarai in grado di integrare naturalmente il linguaggio ipnotico nella tua comunicazione quotidiana e diventare una persona molto più persuasiva.

GUIDA ALL'IPNOSI

Quando si parla di ipnosi, molti immaginano le persone sul palco che cantano come galline, abbaiano come cani e molte altre attività umilianti, insomma, persone la cui mente è sotto il completo controllo e la misericordia dell'ipnotizzatore. Ciò li rende spaventati di fronte a questo grande strumento che potrebbe in realtà migliorare la loro vita.

Prima di tutto non darai mai la tua mente all'ipnotizzatore, infatti non farai nulla mentre sei in trance ipnotica che non faresti in normali condizioni di veglia. Inoltre bisogna guardare ai molti benefici dell'ipnosi. Spesso le cure miracolose vengono effettuate per coloro che si sottopongono a questa tecnica arruolando l'aiuto della loro mente subcoscia per dare al loro corpo una sintonia dall'interno. L'ipnosi ha aiutato le persone a raggiungere i loro obiettivi, a perdere peso, a smettere di fumare senza effetti collaterali, ad aumentare la fiducia in se stessi, ad eliminare le fobie, a ridurre lo stress, a eliminare la sindrome del colon irritabile e molto altro.

Posso essere ipnotizzato?

È raro trovare una persona che non può essere ipnotizzata o sotto l'effetto dell' autoipnosi. Gli unici casi documentati della non riuscita del raggiungimento di uno stato ipnotico, si è avuto con pazienti con malattia mentale, quelli con QI estremamente basso e persone che davvero non volevano essere ipnotizzati.

Che cos'è una trance ipnotica?

Uno stato ipnotico non è una condizione così insolita. Molti di noi entrano ed escono naturalmente da questo stato durante la veglia normale. Succede spesso quando le persone guidano e si lasciano guidare dal pilota automatico, arrivando a destinazione senza ricordare veramente il viaggio. La stessa cosa accade quando si viene assorbiti da un libro o da un programma televisivo. Ci si sintonizza su tutto il resto. Infatti lo stato ipnotico non è così insolito. Lo stato può essere rilevato monitorando le onde cerebrali. Si passa prima attraverso lo stato alfa, questa è la frequenza delle onde cerebrali che è il punto di ingresso allo stato alterato che è l'ipnosi. La cosa principale da notare è che le onde cerebrali ad alta frequenza si riducono man mano che la normale attività cerebrale di veglia viene interrotta.

Come ci si sente ad essere ipnotizzati?

Il metodo abituale per entrare nell'ipnosi è quello di rilassarsi, quindi non c'è da stupirsi se ti sentirai molto rilassato durante l'ipnosi. Essere in ipnosi è uno stato molto piacevole e la maggior parte delle persone rimane consapevole delle cose che accadono intorno a loro, sanno anche che hanno ancora il controllo e non hanno ceduto la loro mente "all'ipnotizzatore malvagio".

L'ipnosi è pericolosa?

Come già detto, l'ipnosi è uno stato naturale da cui entriamo e usciamo senza mai sapere cosa sia. Infatti è talmente sicura che l'Associazione Medica Americana la descrive come sicura senza effetti collaterali dannosi. Non ci sono casi in cui qualcuno venga ferito dall'ipnosi.

Sarò costretto a fare cose contro la mia volontà?

Questo non può succedere. Mentre la tua mente cosciente è rilassata, ha ancora il controllo, sente ancora tutto quello che succede. Poiché è la sede per determinare cosa è giusto e cosa è sbagliato, ti proteggerà. Non puoi ipnotizzare la tua ragazza e farle togliere i vestiti, a meno che non sia quello che vuole già fare.

Allo stesso modo non puoi essere ipnotizzato e costretto a compiere un atto criminale, a meno che tu non lo voglia. Le persone possono comunque mentire per proteggersi mentre sono in trance e non si può essere costretti a comportarsi come un pollo a meno che non sia qualcosa che si vuole fare.

Quali sono i benefici dell'ipnosi?

L'ipnosi può essere utilizzata per effettuare cambiamenti positivi nella vita di una persona. Questo accade perché sotto ipnosi il subconscio e le menti coscienti cooperano in modi inimmaginabili con le persone che non l'hanno mai sperimentata. Il rilassamento del corpo e della mente da solo ha un effetto positivo e terapeutico sulla persona, ma le cose vanno ben oltre con l'ipnosi.

Una grande varietà di condizioni sono state risolte utilizzando l'ipnosi. Malattie della pelle, dipendenze, perdita di peso, smettere di fumare sono comunemente condizioni che vengono eliminate con l'ipnosi. L'ipnosi è anche ottima per aiutarti a raggiungere i tuoi obiettivi rendendoli più convincenti, colmando il divario tra la testa e il cuore.

Quando si legano le emozioni al risultato che si cerca, con questo metodo si aumentano notevolmente le possibilità di successo. I suggerimenti sull'obiettivo o sul cambiamento che stai cercando vengono semplicemente "fatti calare" nel tuo subconscio durante una sessione e al risveglio troverai la tua mente cosciente proprio lì, che sta realizzando i tuoi obiettivi.

L'ipnosi è lo strumento definitivo per un cambiamento positivo della vita. Crei il tuo copione per la vita sotto forma di suggestione positiva e chiara e poi lo passi al tuo subconscio mentre sei in stato ipnotico. Questo stato può essere raggiunto con l'aiuto di un ipnotizzatore oppure si può fare da soli con la cosiddetta autoipnosi. Inizia ad usare l'ipnosi oggi stesso e otterrai questi grandi benefici nella tua vita.

MODELLI DI LINGUAGGIO IPNOTICO

Per padroneggiare veramente l'ipnosi, bisogna diventare fluenti nei modelli di linguaggio ipnotico. Si può essere in grado di usarla in modo naturale ed efficace. Il miglior esempio è quello del leggendario ipnotizzatore Dr. Milton H. Erickson. Poteva ipnotizzare le persone semplicemente parlando con loro.

Ad un osservatore esterno, sembrava che lui e il paziente avessero solo una conversazione. E nemmeno il cliente era consapevole di essere stato ipnotizzato. L'unica persona che sapeva che l'ipnosi stava avvenendo era il dottor Erickson. Ecco perché lui poteva fare cose che nessun altro terapeuta poteva fare. Poteva aiutare i pazienti con cui l'altro terapeuta aveva già fallito. Grazie all'ipnosi conversazionale e ai suoi schemi di linguaggio ipnotico, ha semplicemente bypassato la mente critica e ha parlato direttamente alla mente del subconscio.

Nel linguaggio ipnotico ci sono messaggi misti che si possono usare per comunicare su più livelli. Il motivo per cui lo si vuole fare è perché si vuole comunque intrattenere e distrarre la mente cosciente, in modo da essere liberi di lavorare con la mente subconscia.

Poi ci sono i costruttori dell'anticipazione. Vuoi motivare e spingere le persone a intraprendere un certo tipo di azione? Vuoi essere in grado di spingere altre persone in una frenesia irrazionale? Se sei un venditore, immagina cosa potresti fare con questo. Se esci con qualcuno e quella persona non è ancora pronta a fare il passo finale, i costruttori di anticipazioni potrebbero renderti le cose molto facili.

80

Sono sicuro che già capisci perché vorresti usare un linguaggio ipnotico: per far volare i tuoi suggerimenti "sotto il radar" del fattore critico e rendere più probabile che i tuoi suggerimenti ipnotici vengano accettati.

Ora, tenendo presente quanto sia importante bypassare il fattore critico, ti insegnerò modi sottili ed efficaci di usare le tue parole per far sì che una persona abbia un'esperienza ipnotica e accetti i tuoi suggerimenti a livello subconscio. Ormai dovresti sicuramente sapere quanto sia vitale essere in grado di influenzare la mente subconscia di una persona nel processo ipnotico. Infatti, non si può davvero ipnotizzare un'altra persona senza essere in grado di farlo. Con questo in mente, diamo ora uno sguardo all'unico modello di linguaggio che può aiutare a iniziare a influenzare le persone a livello subconscio in modo efficace.

Suggerimenti diretti contro suggerimenti indiretti

Nel corso degli anni si è discusso molto tra gli ipnotizzatori se dare suggerimenti diretti (comandi) sia efficace quanto dare suggerimenti indiretti (comandi impliciti). Non voglio discutere la questione e non intendo minimizzare i suggerimenti diretti. Penso che abbiano il loro posto. Tuttavia, voglio darti una regola generale - puoi verificarlo tu stesso - che mi porta a pensare che i suggerimenti indiretti siano i più efficaci: alla gente non piace sentirsi dire cosa fare! A loro piace sentire di avere una scelta in materia e il più delle volte ce l'hanno!

Sii permissivo con i tuoi suggerimenti

Lascia che ti dia un buon esempio di suggerimenti diretti e indiretti utilizzando un'analogia molto chiara con cui la maggior parte di noi può relazionarsi in un modo o nell'altro.

Immagina che un genitore voglia che i suoi figli puliscano le loro stanze e i bambini siano riluttanti a farlo perché stanno guardando il loro cartone animato preferito in TV. Ora il genitore ha un paio di modi per far sì che i figli soddisfino il suo desiderio di pulire le loro stanze.

Opzione n. 1: dare loro un comando preciso.

Vedendo i bambini che guardano la TV invece di pulire la loro stanza, il genitore frustrato urla con voce minacciosa: "Vai, pulisci la tua stanza ora o altrimenti...". Ora, questo potrebbe essere efficace, ma è questo il modo in cui vuoi veramente relazionarti con i tuoi figli, o con chiunque altro? È probabile che i figli si risentiranno con il genitore e che alla fine si ribelleranno quando cresceranno. Quando saranno cresciuti, potrebbero rifiutare del tutto i vostri suggerimenti!

Opzione 2: dare loro un suggerimento indiretto.

Ora guardiamo a un approccio diverso. Questa volta, quando il genitore vede i suoi figli guardare la TV invece di pulire le loro camere, si avvicina con calma alla TV e la spegne. Poi dice con un tono di voce calmo ma deciso: "*Quando* andrete a pulire le vostre stanze, poi *potrete tornare* e godervi la TV". Se i bambini si lamentano, il genitore semplicemente ripete il suggerimento nello stesso modo di cui sopra. Ora i bambini hanno una scelta da fare. Alla fine, se i bambini vogliono guardare la TV, andranno a pulire le loro stanze!

Permettetemi di sottolineare alcune cose nell'esempio di cui sopra.

Le parole in corsivo sono il comando nascosto. La ripetizione dei suggerimenti è un potente strumento per assicurare che la mente subconscia dell'altra persona accetti il vostro suggerimento. Il genitore "presupponeva" il risultato desiderato. Nota che il genitore non ha detto "se andate a pulire la vostra stanza".

Il genitore ha detto "quando andrete a pulire la vostra stanza". In altre parole, il modo in cui il genitore ha affermato tale suggerimento presupponeva che i figli, di fatto, andassero certamente a pulire le loro stanze. Questo non lasciava dubbi nel subconscio dei bambini che alla fine avrebbero pulito le stanze. Vedete quanto è potente?

Il genitore ha dato ai bambini una scelta. È vero, le scelte erano limitate, ma avevano comunque una scelta. Avere una scelta è quasi sempre meglio che non averne affatto.

Il genitore ha dato ai figli un motivo convincente e positivo per agire su suo suggerimento. Nota come il genitore ha detto: "poi potrete tornare e godervi la TV".

Quest'ultimo punto mi ricorda un'altra regola che vorrei condividere con te: alle persone (anche ai bambini) piace avere delle ragioni per quello che si vuole che facciano. Se vuoi che le persone facciano quello che vuoi tu con l'ipnosi, allora dai loro una   buona   ragione! Ora puoi capire perché ritengo che i suggerimenti indiretti siano molto più efficaci? Fornire i tuoi suggerimenti (comandi) in questo modo fa sì che le persone siano molto più propense ad agire su di essi perché sono sottili, permissivi e non troppo diretti.

Come dare i comandi impliciti in modo efficace.

In realtà è possibile utilizzare quasi tutte le frasi per fornire un comando implicito. Basta pensare a quello che si vuole che faccia l'altra persona e poi pensare a una frase che ha quel comando nascosto sepolto in esso. Una volta che hai in mente quello che vuoi dire, puoi usare i seguenti suggerimenti per consegnare quel comando nascosto nel modo più potente possibile.

"Evidenziare" il comando implicito.

Affinché la mente del subconscio della persona possa davvero cogliere il comando e agire su di esso, far risaltare il comando nascosto in modo sottile. Ci sono diversi modi per farlo.

Quando si passa a un comando nascosto, cambia rapidamente la voce per assumere un tono di comando più deciso. Fallo rapidamente, e non essere troppo ovvio.

Dopo aver consegnato il comando nascosto, cambia immediatamente il tono della vostra voce con il tono di conversazione per finire il resto della frase. Tocca la persona nel momento esatto in cui pronunci il comando. Fai attenzione a questo e assicurati che all'altra persona non dispiaccia essere toccata. Inoltre, assicurati di toccare la persona in modo piacevole e non minaccioso. Tocca le persone solo in modo rispettoso e amichevole. Infine, ma non meno importante, fai attenzione a dove tocchi la persona. Raccomando il braccio o la spalla.

"Segnare" il comando con un gesto di qualche tipo: puoi alzare leggermente le sopracciglia, scrollare le spalle o fare un gesto con la mano nel momento esatto in cui dai il comando. In realtà si può usare qualsiasi cosa. Puoi anche battere il piede quando dai il comando. Anche in questo caso, assicurati di essere sottili e di non essere troppo ovvio su ciò che stai facendo.

Quando fai correttamente una delle cose sopra menzionate, metti in evidenza il comando e metti l'accento su di esso affinché il subconscio dell'altra persona lo noti. Inoltre, poiché sei sottile, la persona non è nemmeno coscientemente consapevole di ciò che stai facendo! Questa è roba potente, giusto?

Ok, ho solo un altro suggerimento che vorrei farti notare per aiutarti a padroneggiare i comandi nascosti. (Hai colto il comando nascosto in quest'ultima frase?)

Sii un po' vago con i tuoi suggerimenti

Le persone possono essere un po' sulla difensiva e persino

resistere ai tuoi suggerimenti quando pensano che stai parlando con loro. Questo perché sono in qualche modo insicuri o pensano che tu dica loro cosa fare. Come ho detto prima, questo non va bene. Per fortuna c'è un modo per dare i tuoi suggerimenti che scavalca le insicurezze e le difese delle persone. Tutto quello che devi fare è essere un po' vago su chi o cosa stai dicendo. Lascia che ti faccia un esempio: immagina per un minuto di ipnotizzare qualcuno e vuoi che la persona si rilassi perché sembra molto tesa. Ci sono un paio di modi in cui puoi esprimere il tuo suggerimento affinché la persona si rilassi.

Opzione 1: Sii specifico

Per esempio, potresti dire qualcosa del tipo: "Ora voglio che tu sciolga tutta la tensione del tuo corpo". Questo potrebbe funzionare, a seconda delle circostanze. In alternativa, la persona potrebbe pensare "Vuoi? È stata una giornata dura, non mi interessa quello che vuoi" oppure "Se potessi rilassarmi adesso non verrei da te per ipnotizzarmi!

Opzione2: Sii vago

Invece di essere così diretto e dire alla persona cosa fare come nell'esempio precedente, si potrebbe dire: "Una persona può iniziare a rilassarsi molto profondamente ora e iniziare a godere di certe piacevoli sensazioni mentre si continua ad andare più in profondità nell'ipnosi".

Va bene, lascia che ti faccia notare alcune cose nell'esempio che ti ho appena dato:

In realtà ci sono tre comandi nascosti in quella frase.
Non sto dicendo con chi sto parlando esattamente, quindi non c'è niente per cui la persona possa resistere o possa mettersi sulla difensiva. Sto dando alla persona un buon motivo per iniziare a rilassarsi, cioè per godere di certe sensazioni piacevoli.
Non ho detto quali sono le sensazioni piacevoli che la persona proverebbe. Ho lasciato alla persona la possibilità di scegliere quali sensazioni piacevoli vuole provare.

Sto dando alla persona il tempo di seguire i suggerimenti in modo che non ci sia pressione. Nota come ho usato le parole "inizia" e "continua".

Ho supposto che la persona andasse più in profondità nell'ipnosi dicendo "come la persona" al posto di "se la persona".
Non ho detto alla persona cosa fare. Tutto ciò che ho fatto è dichiarare ciò che una persona può fare. Non c'è niente per cui resistere o mettersi sulla difensiva.

VANTAGGI DEL MANGIARE SANO E

DISINTOSSICAZIONE

Ci sono molti vantaggi di mangiare sano e disintossicarsi allo stesso tempo. Tuttavia, la maggior parte delle persone non sa bene come si fa. È un limite al tipo di cibo che si mangia? O include la frequenza e la quantità di cibo che si consuma? Come in molte cose della vita, dobbiamo imparare a conoscere le cose in modo da poter avere successo in qualsiasi cosa decidiamo di fare. L'apprendimento ne fa parte e non c'è differenza quando si tratta della propria salute. Eppure i benefici sono incomparabili con le altre cose, perché senza la salute la tua limitazione a fare qualcosa e ad avere successo si riduce notevolmente.

Mangiare sano

Alcuni fattori determinano la tua salute quando si tratta di mangiare. Questi includono la frequenza, la quantità e il tipo di contenuto nutritivo del cibo che mangi. Tuttavia, non esiste uno schema specifico. La considerazione importante per farti mangiare cibi classificati come sani è quando mangi con moderazione, non di più, non di meno, e quando mangi cibi altamente nutrienti come frutta e verdura fresche. Anche mangiare quantità adeguate di carboidrati, proteine e grassi è considerato salutare nella dieta. Mangiare correttamente comprende anche una parte importante: il come si mangia, se si mastica bene il cibo e non si ha fretta nel consumare il proprio pasto. Quando mangi e mastichi bene, il cibo avrà un sapore migliore e godrai ancora di più dei benefici. Masticare bene il

87

cibo aiuta lo stomaco a digerire il cibo più velocemente con meno problemi digestivi, come il gonfiore o il bruciore di stomaco.

Vantaggi del mangiare sano

Questo ti darà un'immunità più forte: mangiare quantità adeguate di alimenti aiuterà l'organismo con vitamine e minerali che possono migliorare le difese contro i microrganismi nocivi. Con un'immunità più forte il vostro corpo può facilmente resistere ai microrganismi invasivi che causano disturbi o malattie, in modo da poter funzionare normalmente ogni giorno. Il tuo sistema immunitario sarà anche molto attento quando si verifica un problema con i processi del corpo. Il sistema immunitario del nostro corpo è la prima porta di difesa contro le malattie e i disturbi. Se il sistema immunitario fosse al 100% in condizioni ottimali ogni singolo giorno della nostra vita non ci sarebbe alcuna malattia. Il punto cruciale in cui l'insufficienza alimentare si verifica contemporaneamente a qualsiasi tipo di malattia, incluso il cancro, è quasi inevitabile.

Regola il tuo peso

Un altro dei molti vantaggi di mangiare il cibo giusto è la possibilità di regolare il proprio peso. Mangiare con moderazione non aumenterà il tuo peso, ma può aiutare efficacemente a perdere peso, soprattutto se combinato con normali esercizi regolari. E' il tipo di cibo che mangi che ti aiuterà a perdere peso, soprattutto evitando cibi trasformati ad alto contenuto di grassi saturi. Questo include anche troppi cibi zuccherati, bevande analcoliche, bibite, succhi di frutta, bevande salutari, ecc...

Gli effetti della disintossicazione

L'effetto disintossicante è uno degli incredibili benefici e parte del sistema di difesa. Le tossine, che possono accumularsi nell'organismo, provengono per lo più da alimenti poco sani come i cibi trasformati e gli alimenti spazzatura. Quando si cambia la dieta con cibi più sani, significa che nel corpo si accumulano meno tossine. Questo porterà ad una più facile funzione di disintossicazione da parte delle cellule e dei tessuti. Quando le tossine e le sostanze chimiche nel corpo sono facilmente rimossi, gli organi nel vostro sistema possono funzionare meglio.

Tuttavia non tutti i programmi di disintossicazione sono così sicuri come alcune persone pensano che siano. Ci sono molti modi di disintossicare, ma alcuni di questi possono fare il contrario. Invece di liberare il corpo da pesticidi, metalli pesanti e altre sostanze chimiche possono effettivamente rendere il vostro corpo più tossico. La maggior parte delle tossine finiscono nelle cellule di grasso e queste cellule di grasso rilasciate attraverso un programma di disintossicazione forte e severo possono finire nel flusso sanguigno, invece di rilasciare tossine ed espellerle nel modo normale.

Una volta che queste tossine entrano nel flusso sanguigno possono finire in uno qualsiasi degli organi del corpo e causare danni alla salute. Ecco perché i programmi di disintossicazione che consistono spesso nell'assunzione di cibi liquidi e limitano il cibo, possono causare più problemi di salute di quanti ne risolvano. Una strategia efficace di disintossicazione dovrebbe includere il consumo di cibo che supporta i sistemi di disintossicazione multipli del corpo. Il consumo di alimenti che promuovono la disintossicazione come frutta, erbe, spezie, verdure, tè verde, bacche, cocco, aglio, zenzero, rosmarino, curcuma, crescione, ecc... aiuterà il sistema di disintossicazione naturale del corpo con una sana funzionalità del fegato.

Miglioramento del funzionamento mentale

La mente non funziona se non viene rifornita con adeguate quantità di energia e di sostanze nutritive. Uno dei vantaggi è

89

quello di avere una fonte continua di energia e di sostanze nutritive e quindi di migliorare il funzionamento mentale. Quando si migliora il funzionamento mentale, il quoziente intellettivo, l'analisi, la comprensione, la memoria e molte altre abilità miglioreranno.

Un te stesso migliore

Con tutte le parti del corpo che funzionano correttamente, ti sentirai sicuramente meglio. Potrai divertirti a svolgere le tue attività quotidiane, perché ti sentirai sempre pieno di energia. Anche il tuo aspetto fisico migliorerà e il tuo livello di energia sarà aumentato. Sarai in grado di affrontare con forza i problemi e di vivere la vita al massimo. Una delle migliori soluzioni per raggiungere il successo è mangiare sano. Non dovresti compromettere le tue abitudini alimentari perché possono aiutarti a raggiungere i tuoi obiettivi e la tua realizzazione nella vita.

MANGIARE SANO VS MANGIARE

MENO E IN MODO NON SANO

Tutti vogliono avere un corpo sano e ben funzionante e una delle chiavi principali per ottenere una salute ottimale è un'alimentazione sana. Tuttavia, mangiare bene può essere una sfida, soprattutto quando così tanti alimenti sono pesantemente elaborati o hanno l' aggiunta di ingredienti che non sono sani. Un altro grande problema è il modo in cui i commercianti fanno sembrare i prodotti più sani di quanto non lo siano in realtà e cercano di rendere le persone soddisfatte di mangiare in modo meno sano, invece del contrario.

Oggi ci sono molti alimenti, soprattutto quando si tratta di prodotti confezionati, che vengono commercializzati per essere versioni più sane di altri alimenti. È certamente meglio mangiare la versione più sana di due prodotti, ma molti di questi prodotti cosiddetti "più sani" non ti rendono in realtà più sano o addirittura ti aiutano a perdere peso. Questi prodotti sono di solito progettati per far sentire meglio le persone a mangiare cibi che non sono ancora sani, pur non essendo l'opzione peggiore possibile.

Per esempio, pensate alle patatine fritte. Anni fa c'erano relativamente poche scelte quando si trattava di patatine fritte e quasi tutte erano ad alto contenuto di grassi; le principali differenze tra le marche erano ad esempio, la forma e lo spessore. Poi, man mano che le persone diventavano più attente alla salute, la vendita di patatine normali ha iniziato a diminuire e le aziende sono state costrette a produrre diversi tipi di patatine per attrarre consumatori   più   attenti   alla   salute.

Di conseguenza, molte aziende hanno prodotto versioni meno grasse delle loro patatine fritte e più recentemente hanno iniziato a togliere dal mercato quelle più grasse (oli parzialmente idrogenati e grassi saturi). Altre aziende hanno iniziato a produrre patatine cotte al forno anziché fritte, in modo che le patatine contengano meno grassi e siano più sane. Tuttavia, questi cambiamenti sono stati fatti proprio per convincere la gente a continuare a comprare le patatine. Dimostrandosi un'alternativa più sana alle normali patatine fritte, permette alle persone di sentirsi meglio o di giustificare la loro decisione di acquistare le patatine.

È come se la scelta di un'opzione più sana la rendesse in qualche modo accettabile e la scelta meno salutare finisce per essere considerata una scelta sana. In realtà l'opzione più sana può essere un miglioramento, di solito è solo un piccolo miglioramento, ma il cibo "più sano" è ancora lontano dall'essere sano. Le patatine fritte a basso contenuto di grassi sono ancora una fonte significativa di calorie, non fanno quasi nulla per migliorare la tua salute, e ti faranno ingrassare quasi altrettanto rapidamente e facilmente delle normali patatine.

Alcune persone ingrassano ancora di più quando passano da un alimento non sano a uno leggermente più sano, perché hanno la sensazione di poter mangiare più cibo sano, ma in realtà finiscono per mangiare più calorie totali, il che porta a un aumento di peso e di grasso.

Invece di acquistare versioni più sane di cibi poco sani o confezioni di questi cibi in porzioni più piccole, la strategia ideale è semplicemente quella di acquistare cibi che sono effettivamente sani, non solo meno sani dei normali cibi spazzatura. Naturalmente, passare da un alimento molto insano a uno meno sano può essere un miglioramento, ma realisticamente, non è un cambiamento che farà molto per aiutarti a raggiungere i tuoi obiettivi di salute e peso.

Se mangi molti cibi insani, passare a versioni meno sane di questi cibi è un buon punto di partenza, ma non accontentarti di fare quei piccoli cambiamenti nelle scelte alimentari. Se sei veramente serio nel migliorare la tua salute e la tua nutrizione, allora il tuo obiettivo deve essere quello di mangiare cibi sani il più spesso possibile e non accontentarti di mangiare solo cibi meno salutari.

Pensa, escludendo i prodotti biologici, quando è stata l'ultima volta che hai visto la pubblicità per promuovere una versione più sana di broccoli, mele o altri prodotti maturi? Ovviamente, questi alimenti sono già sani, quindi non c'è nessuna pressione per fare versioni migliori di questi prodotti.

Una versione più sana di un alimento non sano di solito significa solo che non è così male e realisticamente, se un alimento ha bisogno di una versione più sana, allora è probabilmente qualcosa di cui non se ne può mangiare molto in primo luogo. Continua a mangiare cibi naturali e sani e migliorerai la tua salute e la tua nutrizione, molto di più del mangiare cibi meno salutari.

COME MANGIARE SANO E IN MODO

ECONOMICO

Ti darò alcuni suggerimenti utili e pratici che potrai utilizzare per cambiare le tue abitudini alimentari e spendere meglio i tuoi soldi!

1. Bere acqua e tanta acqua. Dovresti consumare 1 litro d'acqua per ogni chilo del tuo peso corporeo al giorno. Quindi, se pesi 100 chili dovresti bere 6 litri di acqua. Se non si può bere tutta quell'acqua allora prova con bottiglie da mezzo litro ogni una/due ore. Il tuo corpo funziona con l'acqua. Più si beve e meglio è.

2. Eliminare le bibite gassate e/o le bevande ad alto contenuto di zucchero semplice. Questi tipi di bevande offrono poco o nessun valore nutrizionale e se lo fanno, l'alto contenuto di zucchero annulla tale valore. Non fanno molto nemmeno per placare la sete. Sì, forse a breve termine. So che se bevo un bicchiere di una qualsiasi bibita entro mezz'ora cercherò qualcos'altro da bere e di solito è altra bibita! Confezioni di bibite con calorie extra di cui non hai bisogno e che il tuo corpo non vuole, ridurranno notevolmente le possibilità di perdere peso. Quanto spendi in bibite gassate a settimana?

3. Bere l'acqua del rubinetto. Non c'è assolutamente motivo di spendere soldi extra per l'acqua in bottiglia. Riempio le bottiglie d'acqua del rubinetto o uso un thermos. Mi piace l'acqua fredda, più fredda è, meglio è, per questo il mio frigorifero è sempre

rifornito. Porta con te una bottiglia d'acqua ovunque vai. Riempila alle fontane quando sei al centro commerciale, portane una di nascosto al cinema, così non sarai tentato di comprare le bibite gassate, ecc... Se non vuoi assolutamente bere l'acqua del rubinetto, allora comprala in bottiglia. Prendi i soldi che stai risparmiando e usali per comprare l'acqua. Non c'è bisogno di comprare l'acqua di marca o aromatizzata: pagheresti solo le confezioni e i dolcificanti. Di solito si possono comprare 12 bottiglie per meno di 4 euro. Si potrebbe anche comprare un filtro per rendere l'acqua migliore. Si può pagare un po' di più nell'immediato, ma si risparmiano soldi a lungo termine.

4. Non dimenticare le uova. I consigli su come mangiare sano ed economico devono includere le uova. Si può evitare di mangiare le uova a causa del potenziale aumento del colesterolo: la maggior parte del colesterolo si trova nel tuorlo d'uovo. Risposta facile: non mangiare il tuorlo. Separa gli albumi dal tuorlo e rimescola gli albumi. Mangio 7-8 uova al giorno a colazione. Di solito aggiungo 1 tuorlo per renderlo un po' più sostanzioso - meglio che mangiare 7 o 8 tuorli al giorno! Le uova sono caricate di proteine di alta qualità di cui il tuo corpo ha bisogno per aiutare a costruire la massa muscolare magra. Di solito posso comprare una dozzina di uova per pochi euro. Si possono risparmiare un sacco di soldi comprando e mangiando più uova a colazione invece di cereali zuccherati.

FATTO

Mangiare sano e in modo economico non è difficile. Questo capitolo approfondisce le idee fornite nella prima parte e fornirà alcuni consigli utili e pratici da utilizzare che cambieranno le tue abitudini alimentari e il modo in cui spendi i tuoi soldi!

1. Usare le proteine del siero di latte. Se vuoi aumentare la percentuale di proteine di qualità nella tua dieta, integrare l'apporto alimentare con proteine del siero di latte è uno dei modi migliori per farlo. Le proteine del siero di latte sono solitamente in polvere e possono essere miscelate con acqua, latte

e aggiunte al tuo frullato preferito. Alcune persone lo cospargono sulla loro farina d'avena o sulla loro ciotola di frutta. La cosa positiva delle proteine del siero di latte è che si presenta in una varietà di gusti e un misurino o due qualche volta al giorno aggiungono diversi grammi di proteine alla vostra dieta. Un grande contenitore di siero di latte di solito costa dai 20 ai 30 euro. Può sembrare costoso, ma per la quantità che si ottiene e per quanto tempo durerà ne vale la pena. Riduci il numero di caffè "di marca" o frullati delle "catene di negozi" che compri ogni settimana e potresti facilmente acquistare il siero di latte senza intaccare il tuo budget.

2. E il tonno? È un'ottima fonte di proteine, ha poche calorie ed è economico. È un'ottima combinazione! Alcuni punti da considerare sul tonno. Non c'è bisogno di comprare il tonno di marca: è costoso e non ha un sapore migliore di quello delle marche generiche. Posso comprare una lattina di tonno generico per meno di 50 centesimi a lattina. Il nome di marca di solito è superiore a un euro. Compra sempre tonno confezionato in acqua, non in olio. Il tipo di olio aggiunge solo più calorie e nessun altro beneficio nutrizionale. Infine - non mischiate il tonno con la maionese per i panini! Sto parlando di mettere il tonno direttamente su un'insalata, mescolarlo con un paio di cucchiai della vostra salsa preferita o mangiarlo direttamente dalla lattina. La maionese trasforma un cibo perfettamente sano e poco costoso in un mostro da imballaggio grasso!

3. I surgelati contro verdure fresche. Puoi provare a mangiare le verdure congelate invece di quelle fresche ogni tanto. Qui si può risparmiare perché si possono acquistare le verdure surgelate all'ingrosso. Se il tempo è denaro, allora si può risparmiare perché il surgelato richiede meno tempo per la preparazione rispetto al fresco. Le verdure surgelate non si rovinano come quelle fresche. Lo ammetto, mi piacciono le verdure fresche di tanto in tanto, ma se si considera come mangiare sano ed economico, mi orienterò verso il surgelato per ridurre il conto della spesa.

4. Vai sul generico. Non so perché il cibo generico ha un involucro così brutto. Ammetto che alcuni cibi di marca sono

molto meglio dei generici. Nella mia esperienza questo non vale per tutti i cibi. Prova questo: usa la marca generica di tutti i tuoi cibi preferiti che puoi trovare per un mese o giù di lì. Se davvero non ti piace il tipo generico, torna al tuo marchio. Quello che penso scoprirai è che ci sono più cibi generici che ti piaceranno, così potrai eliminare il marchio. Alla fine risparmierai denaro.

Questi 4 utili consigli possono essere facilmente incorporati nelle tue abitudini alimentari e di consumo. Provali oggi stesso e rimarrai piacevolmente sorpreso dai risultati che otterrai, dai soldi che potrai risparmiare e da quanto inizierai a sentirti meglio.

GUIDA GRATUITA PER MANGIARE

SANO

Mangiare sano aiuterebbe il nostro corpo a prevenire il rischio elevato di malattie relative all' alimentazione come le malattie cardiache e il cancro. Tuttavia, nel mangiare sano ci dovrebbero essere linee guida da seguire per assicurare che si sta seguendo la percentuale di assunzione giornaliera di vitamine e sostanze nutritive necessarie al tuo corpo. Queste linee guida possono essere facilmente scaricate da diversi siti Internet che offrono una guida gratuita per mangiare sano. Ecco alcuni suggerimenti di alcune guide gratuite per mangiare sano, che puoi scaricare da diversi siti Internet:

Scegli il piano alimentare che preferisci e che è facile da seguire. Non scegliere il piano che ti sarebbe molto difficile da seguire e mantenere.

Bevi una tazza di zuppa come il pomodoro o il brodo di pollo prima di preparare i pasti, perché questa ti aiuterà a saziarti. Bevi otto bicchieri d'acqua o più per riempire il tuo corpo.
Non guardare la TV e non leggere mentre mangi. Non mangiare nemmeno mentre prepari un pasto. Queste azioni ci danno la tendenza a mangiare di più perché siamo distratti.

Mangia molta frutta e verdura ed evita di bere alcolici.
Mangia occasionalmente il tuo cibo preferito solo per tenerti lontano dalla voglia. È essenziale mangiare una piccola quantità del tuo cibo preferito. Fallo solo una volta alla settimana, solo per

assaggiarlo.

Fai attenzione alle porzioni quando mangi e non sovradimensionare tutto nel piatto.

Mangia lentamente e se possibile non inalare il cibo perché l'odore conquisterà facilmente il cervello e ti darà il messaggio di prendere più cibo.

Quando ti senti affamato, evita di andare al supermercato. Assicurati di avere abbastanza minerali e vitamine nel cibo che prendi. Se possibile, l'assunzione di integratori alimentari sarebbe di grande aiuto.

Una guida gratuita per mangiare sano può aiutare chiunque a trovare il modo corretto di equilibrare il cibo da mangiare. Questa guida aiuterà anche il corpo a diventare forte, ben nutrito ed energizzato. Aiuterà chiunque ad imparare di più sul mangiare sano e ad apprendere modi per pianificare spuntini e pasti nutrienti. Perché mangiare sano significa prendersi cura del proprio corpo.

Una guida gratuita per mangiare sano può aiutare il corpo a rimanere forte per qualsiasi forma di attività e sport. In più può anche aiutare a mantenere un peso sano. Seguendo questa guida, è importante non saltare i pasti.

Una guida gratuita per mangiare sano mira sempre ad assumere tre pasti regolari ogni giorno, cioè la mattina, il pomeriggio e la sera. Tra uno spuntino e l'altro sono inclusi nella guida anche gli spuntini se si avverte la fame o se sono necessarie energie extra. I pasti regolari dovrebbero comprendere i diversi gruppi di alimenti per soddisfare le esigenze nutrizionali dell'organismo.

BRUCIARE I GRASSI IMPARANDO A

MANGIARE SANO

È difficile imparare a mangiare sano?

Hai mai notato che i dolci, i cibi fritti e le patatine fritte hanno un sapore così buono, ma non fanno bene? Questa consapevolezza non ti fa venire voglia di urlare? I miei figli mi chiedono perché il cibo di madre natura non ha lo stesso sapore del cibo che arriva in una scatola. Non mi sembra giusto. Non solo il cibo in scatola è gustoso, ma è anche così facile da preparare. Con la nostra vita frenetica, è bello avere qualcosa di comodo. Il cibo in scatola è anche meno costoso del cibo salutare. Neanche questo sembra giusto. Con così tante cose difficili che circondano il cibo nutriente, non c'è da stupirsi che si ricorra a ciò che è gustoso, facile ed economico.

Ma la cosa negativa è che a lungo andare lo pagheremo con le spese mediche, con la perdita di energia e con i chili di troppo. Quindi è meglio imparare a mangiare sano appena possibile per evitare le insidie che si possono incontrare in seguito. Anche se è difficile, non è impossibile. Molti dei cibi della natura sono facili e pronti da mangiare.

Ho sempre cercato di mangiare bene, ma amo anche il cibo e trovo difficile mangiare sempre bene. Ho dovuto cambiare alcuni snack con altri più sani e questo mi ha aiutato molto. Sono salutari e mi aiutano a tenere lontano il grasso. Mi piace molto di più l'energia che ho e anche il mio umore è più felice quando

100

mangio bene.

Aumentare il consumo dei grassi imparando a mangiare sano.

- Visivo. Avere il cibo visivo. Metti frutta e verdure in una fruttiera sul tavolo o sul piano della cucina. In questo modo è facilmente accessibile a tutti e ricorda gli spuntini sani che si possono mangiare.

- Preparato. Pulisci e taglia frutta e verdura e conservarle in frigorifero in contenitori o sacchetti. Questo aiuta anche a preparare degli snack nutrienti da portare via. Le verdure tagliate a pezzetti possono essere facilmente aggiunte ad una zuppa o ad un'insalata. Si possono anche cuocere al vapore per i pasti. Preparare frutta e verdure in anticipo rende più facile mangiarle e utilizzarle.

- Pianificato. Invece di affidarti alle tue emozioni o ai morsi della fame, pianifica in anticipo ciò che preparerai per i pasti. Programma almeno una settimana di pasti e spuntini. In questo modo sarai meno tentato di mangiare qualsiasi cosa.

GESTIRE UN MANGIARE SANO CON

UN BUDGET

Mangiare sano con un budget è un obiettivo che può essere raggiunto abbastanza facilmente. Ci sono così tanti modi che hanno solo bisogno di un po' più di attenzione...
Il budget è tutto incentrato sulla quantità di denaro che si spende per i cibi che si acquistano per rifornire il frigorifero e la dispensa della cucina.

Anche se si sta mangiando sano con un budget, si dovrebbe scegliere il biologico per alcuni alimenti. Non sono sempre più costosi, soprattutto se si va in un mercato rionale. Infatti, lì sono probabilmente più economici. In particolare, le uova possono essere di allevamento all'aperto o biologiche. Anche il latte, la carne, il pesce, la frutta e la verdura dovrebbero essere biologici. Uova e latte non necessariamente costano molto di più delle loro controparti non biologiche.

Confronta i prezzi e le dimensioni dei pacchetti per ottenere il miglior rapporto qualità-prezzo: saresti sorpreso, ma a volte, a lungo andare, le confezioni più grandi non sono sempre più economiche di quelle più piccole.

Quindi, dividi il numero di grammi o chili o litri del pacchetto più grande per quello del pacchetto più piccolo. Quanti dei pacchetti più piccoli si possono ottenere dal pacchetto più grande?

Moltiplica quel numero per il prezzo del pacchetto più piccolo. Ora confronta questo valore con il prezzo del pacchetto più grande. Qual è il più economico? Quello più economico è più conveniente.

Guarda le offerte speciali o le offerte "compra uno, ricevi uno gratis".

In ogni caso, prendi le decisioni giuste e trai le conseguenze. Non devi fare i calcoli mentalmente; la maggior parte delle persone ha una soluzione al giorno d'oggi.

Prova a scegliere i frutti migliori della stagione, perché saranno più economici di quelli fuori stagione.

Molti supermercati e negozi di alimentari tengono conti fedeltà e carte clienti e di tanto in tanto offrono buoni sconto. Approfitta anche di questi. Apri un conto presso di loro se non ne hai ancora uno. Potrebbe essere meglio essere un cliente fedele in un determinato supermercato in modo da poter ottenere sconti fedeltà. Se mangi in modo sano e con un budget limitato, fai acquisti nei negozi all'ingrosso.

Alcuni di essi richiedono l'iscrizione o un conto presso di loro e a volte richiedono una quota associativa nominale annuale. Fare acquisti in tali negozi di solito ne vale la pena e a lungo andare risulta più conveniente.

Prova a comprare frutta e verdura dai mercati contadini. Non solo sono più economici, ma sono anche freschi, il che fa bene alla salute!

Non comprare pasti pronti, è più economico comprare gli ingredienti e prepararli a casa.

Evita di comprare d'impulso, altrimenti si finisce per comprare cose che non avevi pianificato. Attieniti alla tua lista e pianifica in anticipo la lista della spesa.

Le cose più importanti che si dovrebbero acquistare sono frutta e verdura, in quanto sono gli alimenti più nutrienti che si possono acquistare.

Quindi scegli questi prima di altri alimenti. Come hai visto, mangiare sano con un budget non deve essere difficile. Devi solo sapere cosa stai facendo, rimani concentrato e vincerai abbastanza facilmente.

Come Far Mangiare Facilmente I Tuoi Figli In Modo Sano

Non è sempre semplice far mangiare ai giovani quello che sai che è sano. Di solito tendono a mangiare ciò che ha un buon sapore, ma non è davvero buono per loro, come caramelle, cibi ricchi di grassi e bocconcini salati. I bambini hanno bisogno di un buon nutrimento e di una dieta equilibrata per crescere sani. Ecco alcuni consigli che ti aiuteranno a insegnare ai tuoi bambini, dal più piccolo al più esigente adolescente, a dire sì al cibo sano.

1. I giovani sono molto più propensi a provare cibi diversi quando vedono gli adulti intorno a loro che li mangiano. Ecco perché l'orario dei pasti in famiglia è così importante. Non è solo un'occasione per godersi un tempo di qualità insieme, ma il ritmo lento di un pasto familiare è in realtà migliore per la digestione.

Anche agli adolescenti può non piacere la routine dei pasti in famiglia, soprattutto se non sembrano abituati, ma infine apprezzeranno il fatto inconfutabile che i pasti in famiglia sono un'opportunità per chiedere consigli e parlare.

2. Offri ai tuoi giovani una selezione di cibi e bocconcini di forme e colori diversi, potresti scoprire che i tuoi figli potrebbero sorprenderti di ciò che mangeranno.

3. Metti il cibo a portata di mano, rendi il cibo il più appetitoso

possibile e guarda i tuoi ragazzi mentre lo provano. Non forzarli, ma fai in modo che vedano e che ci arrivino facilmente.

4. Rendili parte di tutto il processo. Portali a fare la spesa e lascia che ti aiutino a preparare il cibo. Il fatto innegabile che siano parte del processo alimentare conferisce ai giovani responsabilità e potrebbe essere molto più probabile che mangino il cibo.

I bambini godono essenzialmente della curiosità di sapere quando le cose accadono, quindi la programmazione di orari regolari per i pasti seduti a casa dà ai bambini la prevedibilità e riduce lo stress durante i pasti. I pasti in famiglia danno ai ragazzi la possibilità di provare nuovi cibi e di guardare i loro genitori che mangiano cibi sani.

Consigli Per Mangiare In Modo Sano In Vacanza

Ogni volta che arrivano le vacanze, quando si tratta di mangiare, molte persone hanno bisogno di seguire consigli alimentari sani per le festività, perché la maggior parte delle buone abitudini alimentari vanno praticamente fuori dalla porta. Non è una vera sorpresa che durante il periodo natalizio la maggior parte delle persone ingrassi di dieci chili o anche di più. Il contenuto di questo libro è un tentativo per aiutare le persone a rendere i periodi di vacanza un po' meno impegnativi, per quanto riguarda le scelte alimentari. Molte di queste idee potrebbero aiutarti a rimanere in pista durante tutte le festività natalizie senza aumentare di peso.

Praticamente tutti i cibi convenzionali possono essere preparati con una ricetta a basso contenuto di grassi. Il tacchino è abbastanza magro se presentato e mangiato senza la pelle grassa. Inoltre, il sugo di carne può essere preparato anche a basso contenuto di grassi. Le patate che vengono servite senza burro possono essere molto salutari. Il brodo di carne è altrettanto gustoso se preparato con le verdure di stagione. La preziosa torta di zucca è naturalmente sana e, se mangiata in porzioni

105

controllate, non aggiungerà un grammo al vostro peso. Il male è che se è farcita di tutti gli extra, come panna da montare, formaggi, creme acide e latticini, può essere facilmente trasformata in un dessert meno nutriente e molto più grasso.

Anche se le festività natalizie sono occasioni per vivere bene e divertirsi con la famiglia e con gli amici, in realtà, se ci si concentra sui "consigli per una sana alimentazione delle vacanze" qui sotto, si può fare in modo che non si perda la strada, o che non si diventi deboli. Non trascurare l'esercizio fisico! Se mangi troppo, gli allenamenti sono ottimi per bruciare il peso in eccesso. Durante tutto il periodo natalizio queste tentazioni sono ovunque ti giri e mantenendo una mente consapevole, oltre ad avere un piano, ti farà superare ogni vacanza senza guadagnare nemmeno un chilo.

Pianifica passeggiate moderate dopo i pasti; ogni volta che visiti i centri commerciali e le piazze dello shopping, parcheggia la tua auto più lontano nel parcheggio, lontano dall'ingresso principale, e cammina un po', facendo un paio di passeggiate nei negozi che intendi visitare prima di iniziare a fare shopping: questo fa sì che le calorie in eccesso possano essere bruciate. In realtà camminare è una strategia fantastica per bruciare le calorie in eccesso ed è una tecnica efficace per rimanere in forma.

Durante gli eventi delle vacanze e in occasione degli inviti di amici e parenti, rilassati! Non aver paura di provare i cibi preparati. Detto questo, controlla attentamente i cibi che decidi di mangiare e controlla le tue voglie ad abbuffarti. Determinare i cibi che ti aspetti di mangiare prima di mangiare aiuta a non essere troppo impulsivi. Questi consigli sono una grande risorsa per le persone che cercano di mantenere una sana routine alimentare, soprattutto durante le vacanze, le occasioni e gli eventi speciali. Mangiare verdure, frutta fresca, condimenti con un basso contenuto di grassi e di carne magra sono tutti ottimi per mantenersi in linea con la tua dieta sana, a patto che usi il controllo delle porzioni e non ti permetti, come stabilito sopra, di mangiare troppo. Prima di andare alle occasioni speciali, mangia un piccolo spuntino veloce, ti aiuterà a sopprimere un po' le voglie.

Le bevande alcoliche sono ricche di calorie. Quando possibile, stai lontano da esse. Bere un numero eccessivo di bevande alcoliche attenuerà il tuo desiderio di mantenere la routine. Aumenterà anche le calorie in più nella dieta. Le bevande alcoliche, nonostante siano l'apice dell'atmosfera sociale, possono oscurare il tuo modo di pensare che può influenzare direttamente il tuo processo decisionale. A chi non piacciono i limoni? Bere più acqua in genere aiuta a ridurre il desiderio di cibo e a non farti abbuffare, quindi aggiungici un po' di limone.

Buone abitudini alimentari, essere flessibili!

È ciò di cui tutti abbiamo bisogno, ma non necessariamente. In linea con le tue rinnovate abitudini alimentari sperimenterai uno scivolone qua e là, ma sappi che una cena fuori dalla tua routine alimentare non rovinerà la tua dieta. Infatti, ti viene consigliato di scegliere un solo giorno alla settimana per sfogarti un po'. Scagliona le tue calorie in un paio di giorni e valuta le tue sessioni di pasti e i giorni. Scaglionare le calorie consumate è una strategia unica nel suo genere, nota come "calorie shifting".

Con tutti questi consigli per mangiare sano durante le vacanze, il nostro obiettivo è quello di anticipare che le informazioni qui contenute sono state abbastanza efficaci per ridurre la propensione al desiderio di abbuffarsi. Monitorare e mantenere l'attenzione su tutto il lavoro che è stato fatto per creare abitudini comportamentali sane vuol essere la direzione che, a poco a poco, conduce alla conversione verso uno stile di vita sano.

SEI QUELLO CHE MANGI

Mangiare sano significa essere pieni di tutto e mantenersi in forma. Non significa che devi trattenerti dal mangiare il cibo che ami. Si tratta solo di mangiare la giusta quantità al momento giusto.

Mangiare sano non significa solo cosa mangiare, ma anche come mangiare. In un certo senso, significa mangiare in modo intelligente. La giusta scelta del cibo è molto importante perché aiuta a ridurre il rischio di problemi come il diabete, problemi cardiaci, cancro, depressione, ecc.. Aiuta anche a rafforzare la memoria.

Mangiare cibo sano è l'unico modo per mantenersi in forma e stare bene. La nutrizione che otteniamo da questi alimenti sani ci aiuta a combattere tutti i problemi di salute. Non dovremmo mangiare il cibo solo per il gusto di farlo, ma dovremmo invece goderci il cibo che mangiamo.

Non si dovrebbero cambiare le abitudini alimentari all'improvviso, ma lentamente e gradualmente. Il passaggio a una dieta sana in piccole porzioni ti aiuterà ad abituarti più facilmente al cibo sano.

Quando si parla di cibo sano si intende una varietà diversa di verdure fresche, frutta e altri prodotti alimentari. Dovremmo concentrarci su ricette facili e non piccanti e, allo stesso tempo, aggiungere una varietà di ingredienti. A poco a poco si inizierà ad apprezzare il cibo che si mangia.

Non è possibile portare un cambiamento nelle tue abitudini alimentari nel giro di una notte. Si dovrebbe essere abbastanza intelligenti da portare gradualmente dei cambiamenti nei propri modi di mangiare. Inizia con piccoli cambiamenti, come sostituire il burro con l'olio d'oliva o mangiare insalata verde prima di un pasto.

Lentamente, i cambiamenti che hai fatto nelle tue abitudini alimentari diventeranno la tua routine quotidiana e comincerai a piacerti, perché, questi cambiamenti sani ti faranno sentire energico. Poi, lentamente e con il tempo, potrai portare molti di questi sani cambiamenti nelle tue abitudini alimentari.

Come già detto, non devi evitare completamente il cibo che ti piace, ma mangiarlo occasionalmente. Lo scopo principale di mangiare cibo sano è quello di sentirsi energici e allo stesso tempo evitare il rischio di problemi di salute. Pertanto, mangiare cibo sano è essenziale.

CONCLUSIONE

La perdita di peso è un argomento che troverà molti individui in crisi a causa della realtà che molti cittadini della nostra popolazione vivono, etichettati come grassi e sovrappeso. I segnali di pericolo del sovrappeso compaiono spesso nei telegiornali. I negozi di libri e il web sono pieni di informazioni e prodotti per la perdita di peso. Essere in sovrappeso è un tema di cui si parla nei centri sanitari, nelle scuole e persino sul posto di lavoro. Se sei una delle tante persone che vogliono perdere peso, ecco un paio di tecniche per farti andare avanti.

Prima di tutto, non limitarti a discutere dell'idea di perdere peso!

Tutto quel chiacchierare su quanto vorresti perdere chili non farà progredire l'idea di perdere peso. Dovresti prendere in mano la situazione, a partire da ora. Quindi stai con i piedi per terra: chiudi la bocca e inizia a muovere il corpo! In poco tempo comincerai a vedere i risultati.

Secondo: Questa non dovrebbe essere una corsa di 50 chilometri per tagliare la linea del traguardo, è un evento epico.

La perdita di peso graduale e costante è molto meglio (e più sicura) che cercare di perdere troppo e troppo velocemente. Se sei alla ricerca di risultati di perdita di peso permanente, considera di perdere una media di circa 1-2 chili ogni settimana.

Per perdere peso devi assumere meno calorie di quante ne bruci. Come un plus aggiunto, quando si mettono insieme la dieta con l'allenamento, si ottiene la diminuzione delle calorie e l' aumento del metabolismo allo stesso tempo.

Terzo: Fai i compiti a casa e smetti di spendere i soldi in prodotti che non funzionano

Non sprecare i tuoi preziosi soldi per i più recenti espedienti di perdita di peso. Pillole, diete di moda, ipnosi e metodi chirurgici estremi non sono la risposta! Queste cose non ti faranno perdere peso, ma rinforzeranno i conti bancari delle persone che li incoraggiano! Fare una dieta ben equilibrata di frutta, verdura, grassi di alta qualità e carni magre ti permetterà di perdere peso più velocemente di qualsiasi medicina miracolosa per la quale si può pagare.

Quarto: Perdere peso dovrebbe essere uno stile di vita

Se si vuole perdere peso e rimanere in salute fino alla vecchiaia bisogna sostituire il modo di pensare ai pasti. Deve essere considerato come una fonte di energia, non come una passione. Perdere peso in modo vittorioso significa scegliere cambiamenti salutari, fare scelte alimentari corrette, e poi rimanere impegnati con queste scelte per tutta la vita.

Infine- Perdere peso non è solo un numero

Quando cerchi di perdere peso, non diventare schiavo della temuta bilancia. Quando le cifre scendono, la fiducia sale. Ma quando le cifre rimangono esatte o aumentano, è semplice abbandonare e cedere. Tieni a mente che se il tuo peso non sta cambiando come vorresti, il tuo corpo invece sta assolutamente cambiando. Ti prenderai anche molta più cura del tuo cuore, ridurrai i livelli di zucchero nel sangue, mostrerai un corpo più

111

forte e i vestiti cominceranno a calzare ancora più comodamente. Mentre scoprirai la felicità in molte altre piccole cose, aspirerai a continuare il viaggio verso la vittoria.

Un'ultima cosa da fare

Se ti è piaciuto questo libro o lo hai trovato utile, ti sarei molto grato se volessi pubblicare una breve recensione. Il tuo supporto fa davvero la differenza e leggo tutte le recensioni personalmente, così che grazie al tuo feedback possa rendere questo libro ancora migliore.

Grazie!

Carla Parodi.